当代中国科普精品书系《航天》丛书

太空医生

编著◎吴国兴 欧大岭

U0349860

广西人民出版社

图书在版编目（CIP）数据

太空医生 / 吴国兴, 欧大岭编著. -- 南宁: 广西人民出版社, 2011.11
（航天）
ISBN 978-7-219-07551-7

Ⅰ.①太… Ⅱ.①吴… ②欧… Ⅲ.①航空航天医学 Ⅳ.① R85

中国版本图书馆 CIP 数据核字（2011）第 192622 号

出版发行：广西人民出版社
地　　址：广西南宁市桂春路 6 号
邮　　编：530028
网　　址：http://www.gxpph.cn
电　　话：0771-5523358
传　　真：0771-5523579
印　　刷：柳州五菱新事业发展有限责任公司印刷厂
规　　格：787mm×1092mm　　1/16
印　　张：8.125
字　　数：175 千字
版　　次：2011 年 11 月第 1 版
印　　次：2011 年 11 月第 1 次印刷

ISBN 978-7-219-07551-7/R ·90
定　　价：38.00 元

总　序

刘嘉麒

　　以胡锦涛为总书记的党中央提出科学发展观,以人为本,建设和谐社会的治国方略,是对建设有中国特色社会主义国家理论的又一创新和发展。实践这一大政方针是长期而艰巨的历史重任,其根本举措是普及教育,普及科学,提高全民的科学文化素质,这是强国福民的百年大计,千年大计。

　　为深入贯彻科学发展观和科学技术普及法,提高全民的科学文化素质,中国科普作家协会以繁荣科普创作为己任,发扬茅以升、高士其、董纯才、温济泽、叶至善等老一辈科普大师的优良传统和创作精神,团结全国科普作家和科普工作者,充分发挥人才与智力资源优势,采取科普作家与科学家相结合的途径,努力为全民创作出更多更好高水平无污染的精神食粮。在中国科协领导的支持下,众多科普作家和科学家经过一年多的精心策划,确定编撰《当代中国科普精品书系》。这套丛书坚持原创,推陈出新,力求反映当代科学发展的最新气息,传播科学知识,提高科学素养,弘扬科学精神和倡导科学道德,具有明显的时代感和人文色彩。书系由13套丛书构成,共120余册,达2000余万字。内容涵盖自然科学的方方面面,既包括《航天》、《军事科技》、《迈向现代农业》等有关航天、航空、军事、农业等方面的高科技丛书;也有《应对自然灾害》、《紧急救援》、《再难见到的动物》等涉及自然灾害及应急办法、生态平衡及保护措施;还有《奇妙的大自然》、《山石水土文化》等系列读本;《读古诗学科学》让你从诗情画意中感受科学的内涵和中华民族文化的博大精深;《科学乐翻天——十万个为什么创新版》则以轻松、幽默、赋予情趣的方式,讲述和传播科学知识,倡导科学思维、创新思维,提高少年儿童的综合素质和科学文化素养,引导少年儿童热爱科学,以科学的眼光观察世界,《孩子们脑中的问号》、《科普童话绘本馆》和《科学幻想之窗》,展示了天真活泼的少年一代对科学的渴望和对周围世界的异想天开,是启蒙科学的生动画卷;《老年人十万个怎么办》丛书以科学的思想、方法、精神、知识答疑解难,祝福老年人老有所乐、老有所为、老有所学、老有所养。

　　科学是奥妙的,科学是美好的,万物皆有道,科学最重要。一个人对社会的贡献大小,很大程度上取决于对科学技术掌握运用的程度;一个国家、一个民族的先进与落后,很大程度上取决于科学技术的发展程度。科学技术是第一生产力这是颠扑不破的真理。哪里的科学技术被人们掌握得越广泛深入,那里的经济、社会就发展得快,文明程度就高。普及和提高,学习与创新,是相辅相成的,没有广袤肥沃的土壤,没有优良的品种,哪有禾苗茁壮成长? 哪能培育出参天大树? 科学普及是建设创新型国家的基础,是培育创新型人才的摇篮,待到全民科学普及时,我们就不用再怕别人欺负,不用再愁没有诺贝尔奖获得者。我希望,我们的《当代中国科普精品书系》就像一片沃土,为滋养勤劳智慧的中华民族,培育聪明奋进的青年一代,提供丰富的营养。

序

田如森

半个世纪以前，自从人类进入太空活动以来，航天科技日新月异，迅速发展。航天科技的进步，使世界发生了巨大变化。航天，已成为一个国家科技进步，综合国力的象征，开启了一个新的时代。

1957 年 10 月，世界上第一颗人造卫星上天运行，开辟了航天的新纪元。1970 年 4 月，中国成功发射第一颗人造卫星，从而跻身于世界航天大国的行列。1961 年 4 月，世界上第一位航天员乘坐宇宙飞船上天遨游，开创了载人航天的新时代。2003 年 10 月，中国神舟五号载人飞船进入太空飞行，实现了中华民族的千年飞天梦想。1969 年 7 月，美国阿波罗 11 号飞船把航天员送上月球，把空间探索活动推向一个新阶段。2007 年 11 月，中国第一颗月球探测卫星嫦娥一号飞抵月球轨道拍回月球图片，迈出了中国深空探测的第一步。从突破运载火箭技术，到发射人造卫星、空间探测器和载人飞船、空间站、航天飞机等，航天科技攀登上一个又一个高峰。

目前，已有近 6000 颗不同功能的卫星挂上苍穹，为人类带来巨大的利益；已有近 500 人乘载人飞船和航天飞机到太空或进入空间站飞行，开创了天上人间的生活；已有近 200 个空间探测器造访地外星球，探索和揭开宇宙的奥秘。航天活动取得的巨大成就，极大地促进了生产力的发展和社会的进步，对人类生活的各个方面都产生了重大的积极影响。因此，人们也十分关注航天的每一轮新的发射和每一步新的进展。航天，不仅为广大成年人所热议和赞叹，而且更广受青少年的追逐和向往。

航天，已经逐渐为人们所知晓、所了解，但人们对它仍有神秘感，而且也确有一些鲜为人知的情况。《航天》丛书选择航天科技发展中的一些热点问题，分成 10 册，分别为《宇宙简史》、《走近火箭》、《天河群星》、《神舟巡天》、《到太空去》、《太空医生》、《太空城市》、《奔向月宫》、《火星漫步》、《深空探测》，更加准确、系统地揭示世界航天科技的最新进展和崭新面貌，让广大读者更加清晰地认识航天科技各个领域所取得的成就和发展前景。

浩瀚无垠的太空，正在和将会演绎许多神奇、诱人而造福人类的故事。广大读者会从这些故事中受到启迪，增长知识，吸取力量，创造美好的未来！

前　言

　　太空医生是航天员保健医生，他们一般不随航天员上天，而是在地面完成保健工作。但是火星航天员的保健医生例外，他们可能跟航天员一起飞往火星，因此他们既是太空医生，又是航天员。太空环境非常恶劣，航天员将面临着各种各样的健康风险，飞往火星对航天员的健康更是严峻的挑战，太空医生是航天员的健康守护神，如果没有太空医生，航天员很难完成航天任务。

　　谈到航天员的保健，也许有人不以为然，认为航天员的保健无非就是选拔、训练、医学监督和医学保障之类，没有什么吸引人的新鲜东西。其实不然，这里所讲的保健是人类重返月球和飞往火星中航天员的保健，这种保健是迄今为止太空医生和航天员都很少遇到过的，是科学家们正在研究和解决中的问题。例如月球和火星航天员可能会面临着哪些健康风险？或者说月球或火星任务对航天员的健康会产生什么样的影响？太空医生有没有办法来降低这些风险或克服这些影响？在漫长的火星飞行中，航天员远离家人和亲友，生活环境狭小、单调，而且时时刻刻充满危险，在这种情况下他们的心理承受能力如何？他们能否保持团结合作、互相帮助、共同完成火星任务？

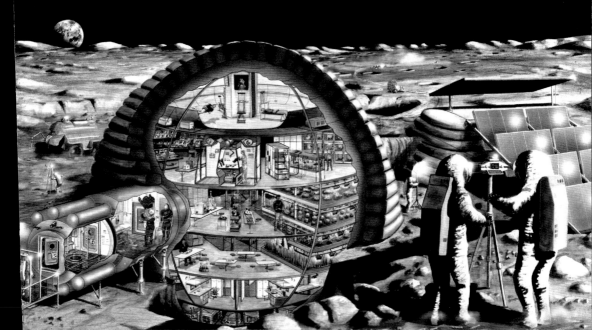

或者他们会不会精神崩溃、内部严重矛盾、最后致使火星任务半途而废？另外，天有不测风云、人有旦夕祸福，如果航天员在飞行中意外死亡，他的遗体怎么办？是将遗体运回地球来处理，还是在火星上就地埋葬，还是随便扔进太空让它永远在太空中飘荡？在火星探测任务中，男女航天员长期在一个狭小的空间内生活，他们会发生性关系吗？在太空失重状态下人体处于飘浮状态，每施加一个作用力就会产生一个反作用力，在这种情况下还能进行性行为吗？如果他们不计后果，致使女航天员意外怀孕，又该怎么办？如果让她堕胎，在火星飞船或火星基地这种特殊的重力环境中能不能进行人工流产？如果让她将孩子生下来，在强烈的宇宙辐射下这个孩子能不能成活？会不会有畸形或先天性疾病？在飞船或基地上需要不需要预备一个育婴室？最后，在飞往火星的途中，如果突然发现太阳表面黑子活动强烈，可能有超强的耀斑喷发和太阳粒子辐射，其强度远远超过飞船上防辐射屏蔽的防护能力，这样的辐射可能使一半的航天员在途中或返回地球后死亡。在这种情况下是终止飞行、立即返回地球？还是坚持到底、继续完成火星探测任务？

今天，载人航天正处于一个十字路口，在地球轨道上飞来飞去的航天飞行将告一段落，取而代之的是人类将重返月球，飞往火星，在月球和火星上建立载人基地，然后将月球和火星改造成人类新的家园。完成这些宏伟的航天任务主要是靠工程技术人员，同时也要靠太空医生，包括航天医学的研究人员，他们要负责保障航天员的健康和生命安全，他们是载人航天的幕后英雄。试想：如果航天员不能健康地飞往月球和火星，并平安地返回地球，宏伟的月球基地和火星探测工程还有何意义？

目 录

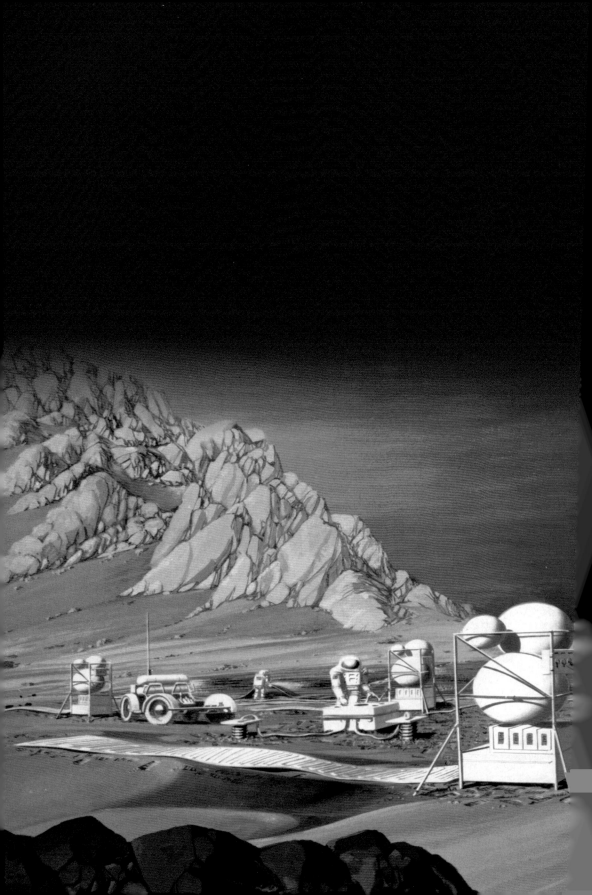

未来航天风险多多

　　根据美国宇航局原来的计划，月球任务将在 2020 年前后实施，先在月面上建立航天员短期停留的月球营地，然后以月球营地为基础，再建立能长期停留的月球前哨基地。月球营地能容纳 4 名航天员，在月球上停留 7 天；前哨基地能容纳更多航天员，停留时间长达 6 个月。月球营地实际上就是利用月球着陆器作为航天员的一个临时居住舱，着陆器内有厨房、废物处理设备、卧具、储藏箱和医疗救护设备。月球前哨基地不仅比月球营地大，而且设备更齐全，可供航天员在月面上进行科学观察和实验研究。

　　人类的火星探测可能在 2030 年以后进行。完成火星任务的方式可能有三种：第一种是短期停留任务，航天员在火星上的停留时间最短，仅有 30~90 天，而来回飞行的时间为 400~650 天；第二种为低能耗长期停留任务，航天员在火星上的停留时间为 500 天，来回飞行的时间为 900 天，这种任务方式的特点是需要消耗的燃料极少；第三种为快速飞越和长期停留任务，航天员在火星上的停留时间最长，可达 600 天，而飞行时间比较短，与第二种相比可以缩短 200 天，不过完成这种方式的任务需要建造一艘巨大的火星飞船，将航天员、燃料、保障物质、生活用品和返回飞行器都装在上面，在技术上目前难于实现。

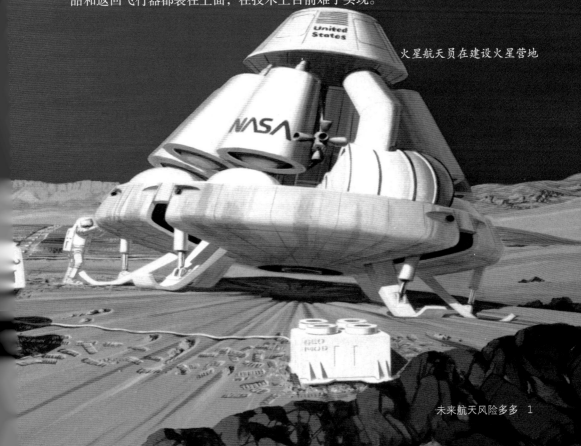

火星航天员在建设火星营地

一、月球和火星航天员面临的风险

当年唐僧一行人到西天取经，旅程5万里，往返19年，据说经历了81难。当然这些难有大有小，有的还不一定算得上是难，如在女儿国搞对象那样的浪漫事。将来航天员要到月球和火星去旅行，所经历的难跟唐僧相比，有过之而无不及。火星与地球的距离，最近是5600万千米，最远为3.2亿千米，整个旅程为时3年，火星航天员会经历多少难？

"难"是过去的说法，翻译成今天的语言就是"风险"。所谓风险就是发生不幸事故或危险的可能性，风险是不可预测的，造成的损失或痛苦是不确定性。

为了实现月球和火星探测任务，美国宇航局的太空医生和科学家制定了一个"人体研究计划"，这项计划的目的是总结以往载人航天的经验，明确在未来的月球和火星任务中航天员面临的风险，提出有效的对抗措施，确保航天员的健康和安全，最终是确保月球和火星探测任务的顺利完成。

根据太空医生和宇航局科学家的研究，将来航天员到月球和火星去旅行，可能面临的风险大约有150种。后来他们又进一步研究，从这150种风险中精选出45种。从数量上讲，月球和火星航天员所面临的风险可能比不上唐僧，但是这些风险全都"货真价实"，每一种都需认真对待，否则就可能使航天员的安全和健康受到不可弥补的损失。太空医生和科学家将这45种风险分成8大类：第一是人体生理方面的风险；第二是心理和行为方面的风险；第三是宇宙辐射方面的风险；第四是工效设计方面的风险；第五是太空行走方面的风险；第六是生保系统方面的风险；第七是医疗保障方面的风险，第八是环境方面的风险。

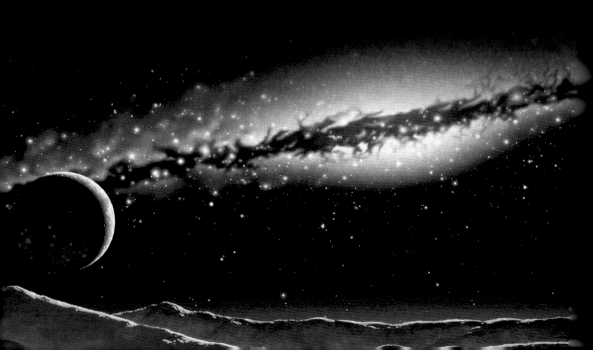

1. 人体生理方面的风险
- 骨矿物质丢失加速和产生骨质疏松症
- 骨质疏松症导致骨折和骨折愈合减慢
- 骨质疏松症导致肾结石
- 严重的心脏节律紊乱
- 心血管功能严重受损
- 微生物对健康的危害加重
- 免疫功能紊乱
- 椎间盘和关节损伤
- 立位耐力降低
- 由于肌肉质量、强度和耐力受损而致工作能力下降
- 肌肉损伤的易感性增加
- 由于有氧代谢能力降低而致体能下降
- 航天运动病
- 减压病
- 航天员发生重大疾病和创伤

2. 心理和行为方面的风险
- 出现行为障碍和精神失常
- 控制航天器和其他复杂系统的能力受损
- 在飞行过程中和再入返回时完成航天任务的知觉—运动能力受损
- 着陆后和再适应期间完成一般任务的知觉—运动能力受损
- 由于心理社会适应不良而致工作能力下降，如团队凝聚力差、航天员与地面飞行控制人员发生严重矛盾等
- 由于神经行为问题而致工作能力下降，如睡眠不足、昼夜节律改变、疲劳和超负荷工作等

3. 宇宙辐射的风险
- 宇宙辐射导致癌症
- 太阳粒子事件引起的急性放射综合症
- 宇宙辐射引起中枢神经系统的急性效应或后期效应
- 宇宙辐射引起的组织或器官的退行性变

4. 工效设计方面的风险
- 由于工效设计不当而影响了安全和工作效率
- 由于信息不足而发生判断错误或决策失误

●由于航天器舱内环境、工作和生活设施设计不当而致效率下降
●航天员运动锻炼时间安排不当而影响操作任务完成
●航天员的认知能力与工作要求不匹配
●航天员的体力与工作要求不匹配
●由于通信时滞而使火星航天员与地面控制中心不能有效配合

5. 太空行走方面的风险
●由于舱外航天服设计不当致使舱外活动能力下降和航天员健康受损
●舱外航天服不适宜在月球或火星环境中使用

6. 生保系统方面的风险
●航天食品质差量少而致航天员营养不良
●废物处理出现问题
●饮用水的回收和处理出现问题
●空气和水受到污染，出现空气质量下降和水质下降
●生物再生式生命保障系统没有过关

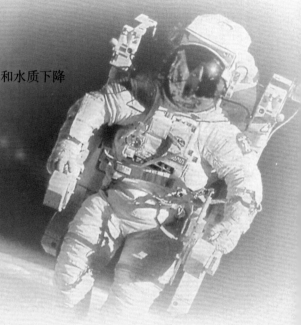

7. 医疗保健方面的风险
●对生病或负伤航天员的医疗救治不当
●由于药品缺乏或过期而使治疗失败
●在火星上航天员生病后长期不能康复
●月球和火星上的急救措施考虑不周

8. 环境方面的风险
●月球尘土对航天员健康的不利影响
●火星环境对航天员健康的不利影响

　　上述 45 种风险又可归纳成两大类：健康风险和安全风险。人体生理方面的风险、心理和行为方面的风险、宇宙辐射的风险、医疗保健方面的风险和环境方面的风险属于健康风险；而工效设计方面的风险、太空行走方面的风险和生保系统方面的风险属于安全风险。虽然安全风险与健康风险有密切关系，两者同样重要，但是从太空医生的角度我们主要介绍航天员的健康风险。

二、对几种主要健康风险的分析

在月球和火星任务中，航天员的健康风险比在地球轨道上飞行要多得多，航天员的身心都受损。从身体上说，各个生理系统几乎都受到不同程度上的影响：

1. 肌肉骨骼系统

太空微重力对人体最明显的生理影响是骨矿物质密度、肌肉质量和肌肉功能的变化。骨矿物质丧失的严重后果是骨折、肾结石和伤口不易愈合。在长期航天中航天员一旦发生骨折和出现伤口，目前还知道如何处理。如果航天员是在火星上，对骨折的处理可以采取内固定、外固定或电刺激，但目前太空医生还不知道应该选择哪一种方法比较合适。由于现在科学家对微重力引起骨矿物质密度丧失的机理尚不清楚，因此没法找到有效的对抗措施。航天员在航天飞行中，每天要丧失 250 毫克的骨钙，而返回地面后体内骨钙的恢复则缓慢得多。俄罗斯和平号空间站上的航天员，每月骨矿物质密度的丧失是全身的 1%，其中主要是承重骨，如股骨头、骨盆、股骨颈和脊椎，而非承重的上肢，骨矿物质密度的丧失不明显。骨矿物质密度的丧失一般都伴有高钙尿症，这种病症是导致肾结石的主要原因。虽然钙代谢与骨密度的降低都是可逆的，但是钙代谢与骨密度的恢复比较缓慢。有人建议，在长期航天中选拔一些骨骼质量较重的航天员，这种方法虽然不能防止骨矿物质的丧失，但由于他们的骨矿物质密度较高，可以降低在航天飞行中发生骨折的风险。

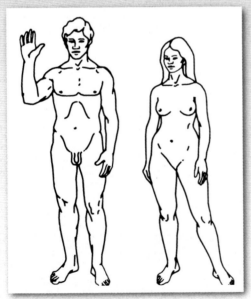

人体

在航天飞行 5 天后，可以观察到人体肌肉的明显萎缩。不过骨骼肌的这种变化还属于一般的生理失调，即在微重力环境下肌肉功能由于负荷减轻后产生的适应性反应，而不是病理性改变。但如果突然返回地面重力环境，对已经变弱的肌肉施加重负，就可能出现航天飞行后病症，如肌疲劳，肌无力，动作不协调和延迟性肌酸痛等。在动物实验中，发现航天飞行期间大鼠的微循环发生明显变化，主要是体液向头部转移、返回地球重力后又发生水肿和缺血性组织坏死。在微重力条件下，机体对低负荷适应后如果重新施加负荷可能导致肌肉的结构性损伤。

2. 心血管系统

　　微重力对心血管系统的影响最明显，早在美国水星计划期间航天员就表现出心血管系统的变化：水星 8 号航天员飞行后出现轻度的心率增快；水星 9 号航天员飞行后则出现严重的心率增快，站立时达到 188 次／分钟，躺卧时 132 次／分钟；阿波罗 15 号航天员欧文在月面上行走期间还出现明显的心率不齐；联盟 9 号航天员在返回着陆时，身体极度虚弱，以至于在别人帮助下才从座舱出来；在航天飞机的头 26 次飞行中，曾经有 8 次航天员出现头晕眼花和身体极度虚弱的情况。

　　微重力对心血管系统影响的另一种的表现是体位性低血压。所谓体位性低血压就是当人体突然站立起来时，会因血压降低而感到头晕、晕厥和视力模糊。在航天飞行中，发生体位性低血压的主要原因是外周血管阻力的持续性降低。当航天飞行结束返回地球重力时，超过三分之二的航天员体验到体位性低血压。科学家认为，体位性低血压是人体对微重力的生理适应和重返地球时对重力的再适应。未来航天员在火星上着陆后可能遭受到 0.4G 的重力作用，在这种情况下是否会发生体位性低血压尚无人知道，但是如果航天员在火星上着陆以后，由于应急程序需要他立即走出着陆舱，体位性低血压就将是一个严重问题。

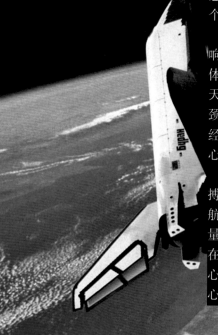

　　除体位性低血压外，微重力对心血管系统还有其他影响，其中之一是静水压力损失，特别是在下肢最为明显。体液从血管外转移到血管内，然后转移到上半身。在航天飞行的第一天，航天员会出现一些客观和主观的症状，颈动脉弓的压力感受器会感受到中央血容量过多，而神经激素调节机制继而又导致利尿和血容量降低。这时中心静脉压将从 7~10 毫米汞柱下降到 0~2 毫米汞柱。

　　在微重力情况下，血管内容积的变化会导致相应的每搏输出量和心输出量的变化。在航天飞机飞行期间，对航天员的超声心动图检查发现，飞行 3 天以后每搏输出量平均降低 15%，但心率没有变化。此外，航天飞行中在少数航天员身上还出现心血管对立位应激的严重反应、心功能减弱、心血管对运动的过度反应以及旧的无症状心血管疾病的复发等。

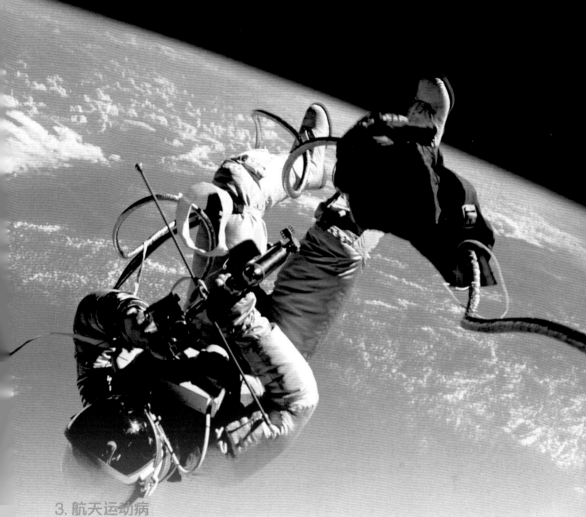

3. 航天运动病

　　航天运动病是在微重力条件下航天员所患的一种需要药物治疗的最常见的疾病。疾病的主要症状是出汗、疲倦、定向障碍、恶心和呕吐。据说在航天飞行期间，航天员所用的药物中 47% 是用于治疗航天运动病。常用药物主要是异丙嗪。航天运动病的病因不清。这种病虽然病程不长，也不属于重大疾病的范畴，但对航天员的太空行走带来严重影响。由于害怕航天员在太空行走过程中因患航天运动病而发生呕吐，并将呕吐物从航天服内吸入肺中，因此在航天飞行的头 3 天。一般不安排航天员太空行走。由于航天运动病发病率高，对航天员的工作影响严重，而且还需要药物治疗，因此是目前国际空间站上临床研究的一个重点课题。

　　许多患航天运动病的航天员，还伴有短暂的肠梗阻症状，最明显的表现是肠蠕动减弱和缺乏肠鸣音。发生这种情况的病因不清。而且在 48 小时之内缺乏肠鸣音的航天员，一旦进食就会发生呕吐。这一点跟手术后的病人很相似。大部分患肠梗阻的航天员在 48 小时之后症状会自行缓解。因此对于这种病人最好的处置是耐心等待，在听到肠鸣音之前不要进食，但要保证充足饮水。如果使用泻药，可能会引起腹泻。在太空失重环境中，腹泻是个严重问题，非常不好处理。

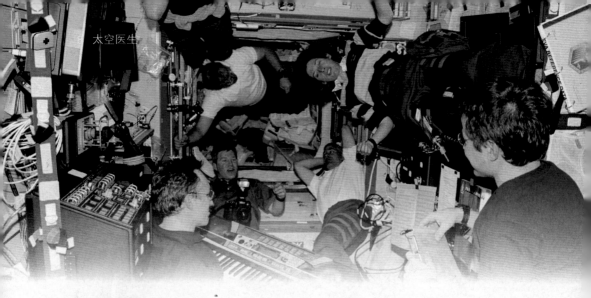

4. 其他生理系统的影响

血液系统：在航天中人体血液系统的变化主要是血浆容量、红细胞生成素和红细胞质量减少。红细胞质量减少主要是红细胞生成受到抑制，而后者又是由于红细胞生成素减少和红细胞前体在骨髓内受到破坏。

免疫系统：航天员进入太空后，其免疫系统会发生变化。返回地球以后，人体免疫系统的变化一般在 30 天内可恢复到飞行前的水平。

神经系统：微重力对人体的神经系统也有明显影响，表现最突出的除航天运动病以外就是运动协调障碍。由于缺乏重力，航天员在空间环境中自然呈现出一种胎儿姿势，有关肢体位置的感觉信息不能得到正确解释，手指的指向精度和肢体的静态位置感觉都受到影响。航天员返回地面后会出现姿势不平衡和运动协调障碍。例如，当航天员闭上双眼和快速转体后，会发生行走不稳和站立困难。这些症状在返回着陆后不久就会出现，其原因可能是中枢运动系统和本体感受器对微重力的适应还在继续。

另外一个严重的影响因素是宇宙辐射。宇宙辐射除了造成人体生殖系统的损伤外，还有致癌的风险，并导致中枢神经系统的损伤、组织变性、心脏病、白内障、呼吸系统疾病和消化系统疾病等，如果是受到大剂量照射，还可能导致急性放射病、严重后遗症，甚至死亡。

上述这些生理变化和风险，是航天医学专家 50 多年来对航天员在太空亲身体验和飞行后体检的总结。航天员在太空无一例外都会有这些生理变化和反应，只是程度不同。也许有人说，上述这些变化和反应大都是生理性的，很少有器质性的，一般没有致命的危险，因此没有什么大不了的问题。但是必须知道，迄今为止航天员在太空停留的最长时间才 437 天，不过这只是个别人的记录；航天员在国际空间站上停留的时间，从 2000 年 11 月 2 日首批航天员登上国际空间站，到 2009 年 12 月第 23 批航天员访问国际空间站，总共为 3340 天。将来航天员在月球或火星上的停留时间不是几个月或一年，而是几年或十几年，人体又会发生什么样的生理变化？如果人在太空每天要丧失 250 毫克的骨钙，几年或十几年以后这个人将变成什么样子？

总之，航天时间越长，飞行距离越远，健康风险越大。

三、降低健康风险的对抗措施

如何降低航天员的健康风险，太空医生已"练就了十八般武艺"，这些"武艺"还有一个专有名词—对抗措施。所谓对抗措施就是一些方法、药物和装置，用以预防或减轻航天飞行所引起的不良生理反应，确保航天员飞行中和飞行后的身体健康和工作效率。对抗措施包括物理的、化学的、生物的和心理的方法和手段，但按性质可划分为两大类：运动性和非运动性。

1. 运动性对抗措施

运动性对抗措施就是航天员在航天中每天必须坚持的体育锻炼，这是最基本和最重要的对抗措施。航天员在航天中的体育运动一般使用特殊的锻炼器材：跑步机、固定自行车、阻力运动装置和企鹅服等。航天中使用的锻炼器材有特殊的要求：轻巧、便于搬动、能在失重环境中使用。因此在地面上使用的器材要拿到太空中使用必须经过改装，不过许多是专门为航天员在太空失重环境下设计的。

跑步机和固定自行车是美国和俄罗斯航天员在太空常用的两种运动器材。在太空使用的跑步机上有两根弹性绳索，用于将航天员固定在跑步机上，并产生一种向下的压力，不仅可以防止航天员飘浮起来，而且还可模拟地面重力。两根弹性绳索的一端固定在航天员的肩部和腰部，另一端分别固定在跑步机的两边。弹性绳索向下施的拉力相当于航天员体重的66%~100%。另外跑步机上安装有电脑，不仅可以显示航天员跑步的速度和心率，还可以对航天员的运动效果进行监测。航天员如果长期坚持在跑步机上锻炼，可以有效防止下肢的肌肉萎缩、减轻骨矿物质丢失、缓解心血管系统的功能退化。

航天员在太空使用的固定自行车跟地面上健身用的固定自行车相似，顾名思义这种自行车是固定的，不能行走。太空用的固定自行车有特殊的脚踏板、靠背和扶手，目的是将航天员固定在车上，不让他的身体因失重而飘浮起来。太空用的自行车起源于自行车功量计，这是工效学家测量人体做功的一种装置，因此太空医生通常不使用"固

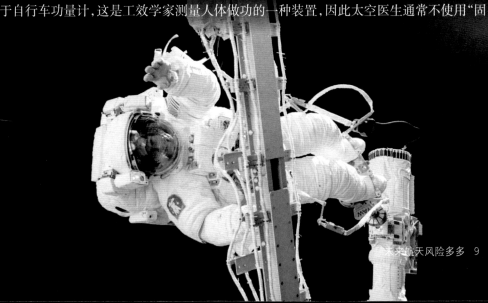

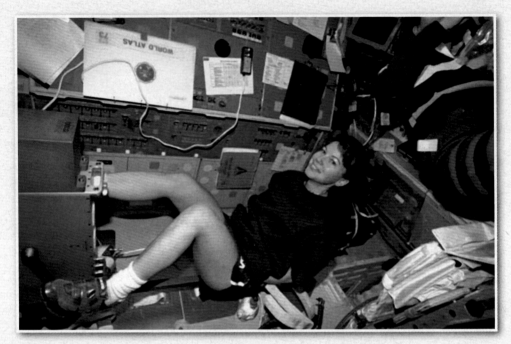

航天员在太空固定自行车上锻炼

定自行车"这个词,而是用"自行车功量计"。国际空间站上为了防震,跑步机和固定自行车都不安装在地板上,而是安装在特制的减震装置上。

阻力运动装置是美国宇航局专门为航天员在国际空间站上进行体育锻炼而研制的一种设备。美国宇航局先后研制出两种装置,最先研制的一种称为"临时性阻力运动装置",后来研制的称为"高级阻力运动装置"。这是一种多用途的运动装置,可以在上面进行十多种阻力运动。这种装置的主要组成部件是结构框架,两个提供阻力的圆筒状真空气缸,此外还有手臂负荷调节装置、叉骨状手柄、电缆、滑轮和飞轮等。通过叉骨状手柄,航天员可以选择不同锻炼方式,如下蹲,硬拉,脚跟提高以及其他动作。航天员通过这种装置可以锻炼全身各肌肉群的肌力和耐力,维持全身骨骼肌的质量和体积。

企鹅服是俄罗斯航天员常用的一种体育运动装置,又称为"全身弹力负荷服",这种装置其实并不是服装,而是一套由弹力索、弹力带和搭扣连接而成的弹力网络系统,穿上以后航天员必须使用伸肌用劲伸展,这样可以促使全身静脉回流。

航天员在太空生活,每天要进行2~2.5小时的体育运动,不过实际运动时间一般是2小时,因为有半小时是用于运动前的准备和运动后的个人卫生。航天员的体育运动一般不是连续进行,而是分两个阶段:上午1小时,下午1小时。上午一般在11点至12点;下午一般在17点至18点。两次运动所用的锻炼器材不同,一次如果使用跑步机或固定自行车,另一次就使用阻力运动装置。

2. 非运动性对抗措施

这一类对抗措施包括饮用生理盐水、加强营养、服用药物、使用下体负压装置、人体离心机和采用人工重力等。

在非运动性对抗措施中,使用药物和加强营养已有很长历史。主要使用的药物是常规性的非处方药,如治疗航天运动病和体液向头部转移而致头疼的药物。近来发现有一些药物能治疗肌萎缩和骨质脱失,例如骨保护素,能有效防止骨质疏松症和骨骼的转移癌;还有一种骨吸收抑制药,如双磷酸盐类,能增加骨质疏松症患者的骨骼质量10%~15%,不过这种药物如果口服会引起严重的胃肠道症状,注射用药目前正在研制中;此外还有一种合成代谢类治疗用药,如醋酸特立帕肽(甲状旁腺素),可以增加骨的形成,防止骨质疏松性骨折。但是这种药几乎每天都需要注射,在太空环境中是不可行的。

除了用药,在长期航天中给航天员加强营养也是非常必要的,它能减轻很多不良反应和症状的严重程度。航天员在太空,进食量和饮水量比在地面上减少70%,而身体的能量消耗又很大,因此就会导致体力、免疫功能和认知能力的下降。除了注意营养种类,还要注意补充的时机。当在航天员体力消耗很大时,如果能及时补充氨基酸,就能维持肌肉的质量。因此补充营养一定要注意时间,只有适时地补充营养才能保证航天员的健康和减少长期航天的生理反应。

下体负压装置是一种对抗航天员心血管系统失调的措施和实验设备,通过向航天

航天员在太空跑步机上锻炼

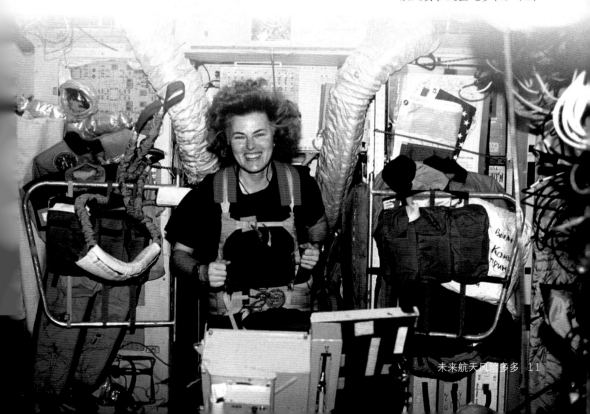

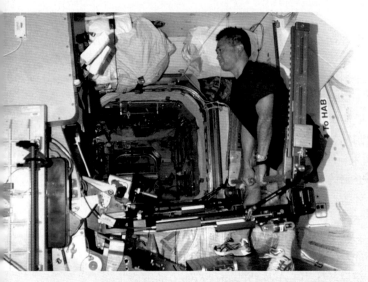

航天员使用高级阻力运动装置进行锻炼

员腹部和下肢施加低于周围的压力，可以使血管内的血液流向下身，相当于在地面1G重力条件下人体采取直立姿势时血液的流动情况。当对下体进行减压时，最低不能低于–60毫米汞柱。这种装置早在1973年美国航天员就在"天空实验室"上试用过，当时发现这种装置虽然有一定对抗效果，但由于体积太大和过于笨重，不适合在太空使用，需要进行改进。第二代下体负压装置计划在航天飞机上使用，但体积仍然过大，不便于收藏，因此还需要改进。第三代是1990年研制成功的，是一种可折叠的设备，基本解决体积过大问题。这种新型下体负压装置容易拆卸、组装和收藏，缺点是航天员穿上以后感到严重不适。

后来又经过多次改进，舒适性有一定提高。美国宇航局的下体负压装置主要是一个大圆筒，将人的下半身全部装进去，大圆筒内形成负压。俄罗斯的下体负压装置又称为"田鸟"，相似于一条肥大的裤子，裤腰是金属制成的，上边有密封结构，下边与裤腿相连。

人工重力是一种极有发展前途的对抗措施。上述所有的对抗措施，无论是运动性的或是非运动性的，经过多年的实践证明，效果并不理想，而且使用起来也不方便。人工重力是一种崭新的对抗措施，能有效对抗航天员在长期失重状态下出现的肌肉萎缩、骨骼矿物质脱失、心血管功能障碍和前庭器官的不良反应等。这种装置不仅能减轻症状，而且能消除"病因"，即用人工重力代替了地球重力，从而消除失重或微重力对

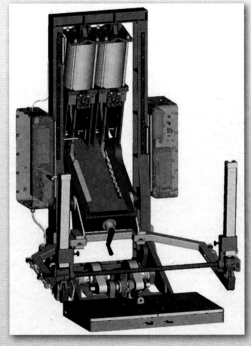

航天员使用的高级阻力运动装置

人体的生理影响。人工重力的基本原理就是通过载人飞船或空间站的旋转,产生离心力,将人和物体向外拉,形成一种"重力"感觉。有关人工重力的想法虽然在载人航天的初期就有人提出来,但由于两大问题没法解决,因而未能实现。这两个问题是:要使飞船或空间站旋转起来,会产生一系列技术问题,解决起来非常复杂;人在旋转环境中会出现科里奥利效应,进而引起更为严重的生理反应。

近年来有人提出短半径离心机的概念。即用离心机来产生人工重力,而且由于这种离心机的半径比较短,一般在1~3米,能够放置在飞船或空间站内,这样一来就解决了为使飞船或空间站旋转而带来的一系列复杂技术问题。这种离心机采取慢旋转的方式,每分钟旋转不超过3圈,因此不会引起人的不适。研究表明,如果旋转速度为每分钟3圈,一般人有一点不适,但不严重;如果速度为每分钟5圈,大多数人都会感到不适,不过第二天即可消失;如果速度为每分钟10圈,就会产生严重的不适和症状,而且无人幸免。

用这种短半径离心机作为失重的对抗措施,当然不是在航天飞机上,也不是在国际空间站上,而是计划用在未来的火星飞行上。为此美国宇航局制定了一个"国际人工重力研究计划",准备开展国际合作,集中各国有关的科学家来研究解决这个难题。

在非运动性对抗措施中,有人将航天前和航天后对航天员的各种医监和医保措施也包括进去。如航天前对航天员的选拔训练、航天员平常的体育锻炼、定期进行的体格检查、发射前7天进行的医学隔离等;而航天后的对抗措施主要是帮助航天员在身体、心理和行为方面尽快恢复到航天前的正常水平,具体内容包括从航天飞行的时差中恢复过来、加强体育锻炼和适当用药,如果是长期航天,还应该进行医学跟踪观察,重点是宇宙辐射暴露后可能产生的后遗症。

美国航天员戴着下体负压装置

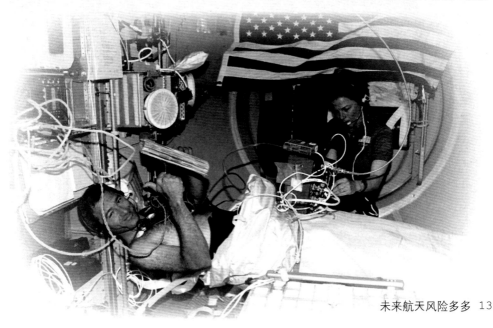

四、对症下药，分别对待

上面是对对抗措施进行总的介绍，下面是按生理系统对具体的对抗措施进行详细介绍。月球和火星航天员的健康风险是全身性的，几乎涉及所有生理系统，不过太空医生关注的主要还是心血管系统、肌肉系统、骨骼系统和神经前庭系统。根据失重对人体各生理系统的不同影响，太空医生分别采取不同的对抗措施：

1. 心血管系统

心血管系统失调的对抗措施包括防止体位性低血压和身体极度虚弱两部分。

对抗体位性低血压目前常用的措施主要有：①在返回着陆前两小时让航天员饮用960毫升生理盐水（水中大约含有 8 克氯化钠），目的是恢复血浆容积；②在再入大气层之前，使用抗荷服向下肢加压，防止血液淤积下肢；③将座椅向后放，让航天员躺在座椅上，减少再入减速度对人体的作用；④使用液冷服降温，减少外周血管舒张；⑤在返回着陆前 24 小时，使用下身负压装置给航天员体验 4 小时 30 毫米汞柱的负压，同时饮用生理盐水；⑥使用阻力运动装置进行阻力运动；⑦服用药物，如肾上腺素激动剂和拮抗剂；⑧使用短臂离心机产生人工重力。

这些措施中，前四项是目前正在使用的措施，第五项措施以前使用过，现在不再使用，后三项措施目前正在研究过程中，很有发展前途。

对抗航天员身体极度虚弱的措施有：①使用跑步机和固定自行车进行体育锻炼；②穿"企鹅服"；③用人体离心机锻炼；④用下身负压装置。

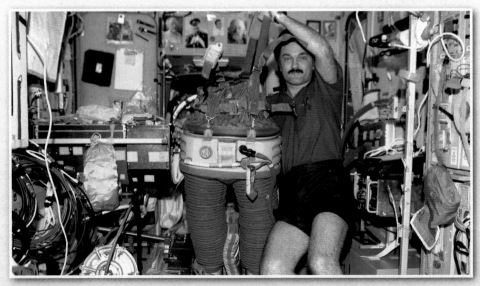

俄罗斯航天员和下体负压装置

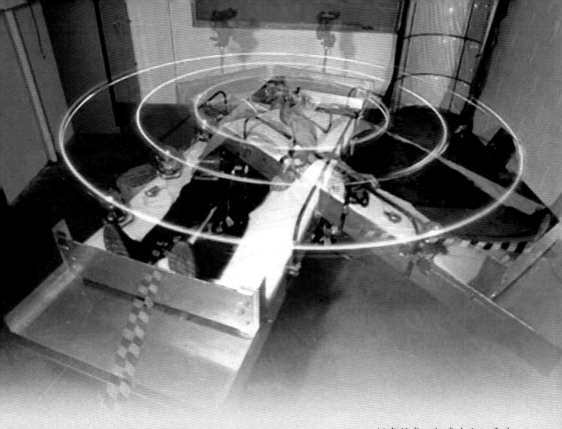

短半径离心机产生人工重力

2. 骨骼肌系统

人体的肌肉有三种：骨骼肌，或称横纹肌，通过肌腱固定在骨骼上，用来移动身体或维持姿势；平滑肌，主要在食道、胃、肠、支气管、子宫、尿道、膀胱和血管内壁上；心肌，结构和骨骼肌相近，只存在心脏上。

在长期航天中骨骼肌的变化主要是肌萎缩和肌无力，适用于这种变化的对抗措施是体育运动和补充营养。让航天员在太空中进行体育运动以对抗骨骼肌的变化是太空医生的一贯做法。不过多年来的实践证明，尽管美国和俄罗斯航天员在太空每天坚持两个多小时的体育运动，但对防止骨骼肌的萎缩和无力收效甚微。这是因为航天员在太空进行的体育运动主要是在跑步机和固定自行车上进行，在这种器材上进行的运动一般是频率高和用力小，这样的运动只有利于增强肌肉的耐力，特别是可以对心血管系统功能提供适当刺激，但对防止肌萎缩和肌力减退的意义不大。反之，如果是进行频率低和用力极大的运动，则可以防止肌萎缩和肌力减退，但对维持心血管系统功能的意义不大。权衡利弊，太空医生一般给航天员选择了频率高和用力小的运动，这样一来心血管功能得到保护，而骨骼肌受到"亏待"。

现在美国和俄罗斯的太空医生都发现了运动性对抗措施的这种缺陷，因此，最近在运动器材中增加了阻力运动器材，而且要求航天员在这种器材上进行大剂量运动，期望通过对运动性对抗措施的这种修改，提高对骨骼肌的保护力度。

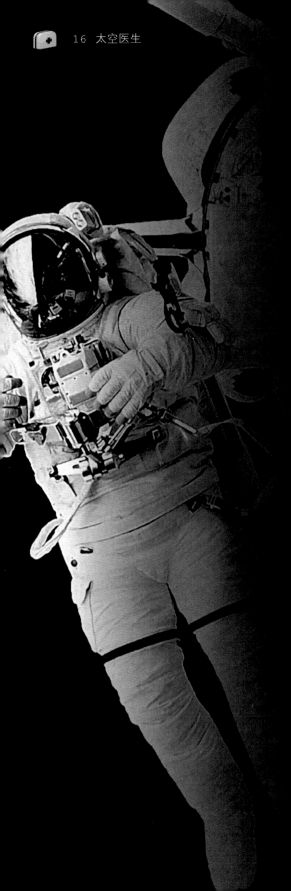

3. 骨骼系统

维持航天员在长期航天中骨骼系统的功能正常，主要的对抗措施是进行体育运动，其次是增加营养和使用药物。但目前使用得最多的还是体育运动，增加营养和使用药物尚在研究中。虽然目前太空医生让航天员通过体育运动来对抗航天中骨骼系统的变化，但效果不显，因此，又寄希望于药物。不过迄今为止，还没有一个航天员在太空中使用药物来对抗过骨骼变化。太空医生将地面患骨质疏松症的病人使用的药物"移植"到太空，准备将来让航天员也服用这些药物。这些药物主要是预防和治疗骨质疏松症，药理作用是抑制破骨细胞的活动，大都属于双膦酸盐类，如阿仑膦酸钠（福善美）、唑来膦酸和利塞磷酸钠，此外也准备用雌激素、降钙素、肽激素、特立帕肽和甲状旁腺素片。

太空医生将患骨质疏松症病人的药物"移植"到太空其实是有风险的。因为在地面上，患骨质疏松症的病人大都是绝经后的老年妇女，而在太空中的航天员，则是一些年轻力壮的男性。绝经后的老年妇女患骨质疏松症的病因是内分泌混乱、雌激素减少；而航天员患骨质疏松症的原因是由于失重。不同的对象，不同的病因，使用相同的药物，是否会起到相同的疗效？在太空失重环境中这些药物在体内会不会产生其他副作用？这些都是未知数。因此，尽管目前太空医生对药物寄予厚望，但要真正将药物用在航天员身上，还需要在太空做大量的实验研究。

4. 神经前庭系统

对于神经前庭系统，太空医生最关注的是航天运动病。在美国航天飞机上，首次参加航天飞行的航天员，航天运动病的发病率是83%，多次参加飞行的航天员，发病率是61%。航天运动病的主要症状是出汗、眩晕、恶心和呕吐。这些症状多在航天飞行的头两天发生，因此严重影响航天员的操作，对飞行安全非常不利。除航天运动病以外，航天员还可能出现定向障碍、错觉、平衡失调、眼—头运动不协调和步态不稳等神经系统症状。

对抗航天运动病主要是药物和飞行前的训练。常用药物是异丙嗪。对大多数患者来说，这种药物能有效减轻症状，当然也有少数患者例外。不过近来发现这种药物有严重的副作用，可致人的工作能力下降、情绪低落和睡眠障碍。飞行前训练是一种预防性措施，主要是让航天员体验感觉冲突和感觉刺激的重新组织，另外还使用生物反馈技术。由于这种训练效果不明显，现在已很少使用。

真所谓是"道高一尺、魔高一丈"，迄今为止，太空医生在对抗长期航天引起的生理变化方面没有达到预期的效果。在俄罗斯的"和平"号空间站或是国际空间站上，无论是俄罗斯航天员或是美国航天员，只要停留时间在三个月以上，都出现严重的体位性低血压，返回着陆以后，他们都不能站立，需要在地面工作人员的协助下才能走出飞船或航天飞机。另外相当多的航天员出现运动病症状，如恶心、呕吐和定向障碍等。骨质脱失和肌肉萎缩无人幸免。不过这些生理变化大都是可逆的，除了骨质脱失以外，航天员飞行结束以后回到正常重力环境中会逐渐恢复正常。但如果航天员是坐在火星飞船上，他们飞行时间不是三个月，而是两年，在这种情况下会出现什么结果呢？一旦这些生理变化不能及时恢复正常，后果不堪设想。特别是航天员的脱钙和骨质脱失，如果长期发展下去，必然导致骨折和肾结石。让太空医生在火星上来处理骨折和肾结石，麻烦就大了。因此，太空医生现在将最后的希望寄托在人工重力上。下表是三种对抗措施对四个生理系统可能产生的实际效果。从表中可见，体育运动和药物都不是理想的对抗措施，所谓中等效果实际上是中下等，但如果使用人工重力，除了神经前庭系统以外，效果很好。

各生理系统对抗措施的实际效果

生理系统	体育运动	药物	人工重力
心血管系统	中等	中等	效果好
肌肉（骨骼肌）系统	中等	中等	效果好
骨骼系统	中等	中等	效果好
神经前庭系统	无效	中等	效果不好

人工重力能否成为人类对抗失重所致生理变化的杀手？我们还难以预测和评价，但是不管结果怎么样，我们可以相信，科学家最后一定会找到对抗失重的有效措施和办法。

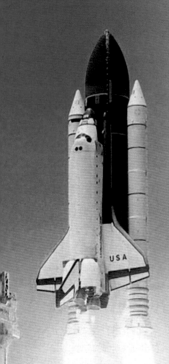

航天员也疯狂

　　航天员在太空中的生理变化和功能障碍是对太空
医生的巨大挑战，但更为严峻的挑战还是航天员的心
理和行为异常。且不说太空中的失重、高真空、缺氧
和宇宙辐射等因素对人体的伤害，就是将一个人放置
在一个狭小环境中独处几个月或半年以上，你能想象
这个人的心理和行为会发生什么样的变化？他最后可
能精神崩溃，甚至完全丧失理智。

一、航天员的心理和行为异常

　　1976 年 7 月 6 日，前苏联航天员沃雷诺夫和卓洛
波夫乘“联盟”21 号飞船上天，并与“礼炮”5 号空
间站对接，两人原计划在站上停留 63 天，但不知什么
原因上级突然决定提前十几天结束任务，他俩于 8 月
24 日返回地面，两人在站上实际停留 49 天零 6 小时。
前苏联的官方解释是由于生活舱内出现了酸性有毒气
体，因此不得不这样做，后来又说是由于卓洛波夫的
健康状况恶化，不能继续完成任务。卓洛波夫是飞行
工程师，如果是由于舱内出现酸性有毒气体，为什么
只有他一人得病？由于是提前结束任务，“联盟”21
号飞船返回着陆时并不顺利，最后是在距离预定着陆
点 200 千米远的地方硬着陆。关于提前结束飞行的确
切原因，国外专家猜测可能是由于卓洛波夫发生严重
的精神障碍，或者是由于沃雷诺夫和卓洛波夫两个人
之间发生剧烈矛盾，无法继续在一起工作。
　　前苏联航天员在航天中出现心理或精神障碍并不
只卓洛波夫一人，1985 年 9 月 17 日，两名航天员乘
“联盟”T–14 飞船上天，他们在“礼炮”7 号空间站
上停留了 64 天，但指令长瓦休京在此期间发生了严重
的精神和功效问题；1987 年 2 月 6 日，三名航天员乘
联盟 TM–2 飞船到达和平号空间站，他们是进驻“和平”
号空间站的第二批乘员，航天员拉维金在飞行中不仅
出现严重的心率不齐，而且也像卓洛波夫一样同其他

航天员产生了紧张的人际关系。

前苏联航天员列别杰夫是一个天性乐观的人，他在"礼炮"7号211天飞行中，还在飞行的早期就出现人际关系紧张。也就是在太空飞行的第9天，他的情绪就明显变坏，而且跟另一名航天员发生矛盾。飞行两个月后，问题更加严重。他在日记中写道："我的精神快要崩溃了，任何一点小的刺激都可能使我暴跳如雷。焦虑常常使我不能入睡，不过好在我还能控制住自己的情绪。"

心理和精神障碍不是前苏联和俄罗斯航天员的专利，美国和其他国家航天员也同样被这种心理和精神障碍所困扰。

美国阿波罗11号航天员奥尔德林，是第一批登上月球的两名航天员之一，1930年生，1951年毕业于西点军校，1962年获得麻省理工学院博士学位，参加过侵朝战争，研究过载人航天交会技术，1969年跟阿姆斯特朗一起登月，并获得美国总统颁发的自由勋章。1993年，63岁高龄，还设计出一种永久性空间站并取得专利。可就是这样一个人，从登月以来一直跟自己的心理障碍、抑郁症和酗酒行为作斗争。他曾经三次离婚，并多次住院治疗。

阿波罗15号航天员艾尔文，是登月舱驾驶员，与另一名航天员在月面上停留三天，舱外活动时间总共长达18小时。这位老兄在返回地面以后突然笃信宗教，并成为一名狂热的基督教徒。阿波罗14号航天员米切尔，登上月球后曾在月面上行走9小时17分钟，打破月面行走的最长纪录，而且还捡回来45公斤月球岩石。登月回来以后突然

火星航天员在进行火星地质研究

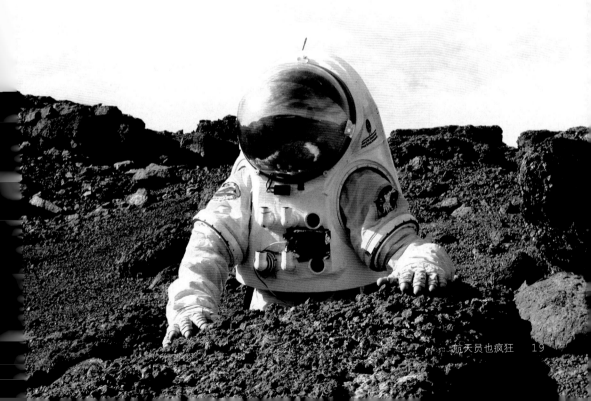

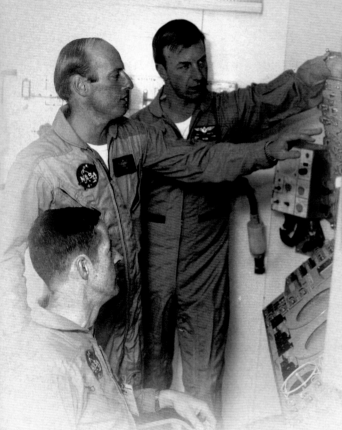

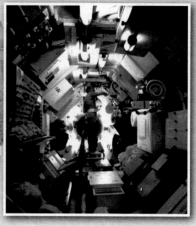

正在"天空实验室"内工作的航天员

美国"天空实验室"的 3 名航天员

执迷于特异功能，而且最近还在华盛顿召开记者会，公开宣称他相信外星人真的存在，并呼吁美国政府不要掩饰事实，公布有关外星人的机密档案。

美国"天空实验室"飞行中还发生过航天员"集体罢工"事件。1973 年 11 月第三批航天员进驻"天空实验室"，他们在上面计划工作 84 天。但是在上面停留两个月以后，有一天三名航天员突然集体罢工了，他们擅自决定给自己放假 24 小时，在此期间不做任何工作，只是休息、聊天、睡觉和通过空间站的舷窗观看宇宙星空和地球美景。由于他们跟地面飞行控制中心断绝一切联系，因此地面飞行控制中心也束手无策。美国宇航局为了掩盖事实真相，借口说那天是星期天，是按计划安排航天员休息。不过这是自欺欺人的说法，因为天空实验室航天员从没有在天上过星期天，而且更没有三个人同时过星期天的先例。因此地面专家认为，长期航天再加上繁重的航天任务，可能会引发航天员的抵触情绪和叛逆，不再听从地面飞行控制中心的指挥。

美国航天员布莱哈 1996~1997 年间，曾经在"和平"号空间站上停留 4 个月，在此期间他和俄罗斯同行一起完成了大量的科学实验，其中包括材料科学、生命科学和流体科学。不过在完成任务的同时，他一直跟自己的心理障碍作斗争，他经常失眠、情绪冷漠和无缘无故地发脾气。他的同事说他是明显的抑郁症，他自己也非常苦恼。美国航天员李宁格也登上和平号空间站，他在"和平"号上停留了将近 5 个月，他在日记中写道："我大大低估了长期航天对自己的挑战，尽管我从思想上和精神上都作了充分的准备，但是在 5 个月的飞行中我还是遇到了相当大的麻烦。在这种完全陌生的环境中，我感到孤独、行动受限，很难与其他航天员融为一体。"他不仅跟和平号上的其他航天员有矛盾，而且跟地面飞行控制中心的工作人员也发生矛盾，由于通信系统发生故障，他误认为是地面控制中心的人有意跟他作对，因此断然拒绝跟地面控制中心通话，无论是前苏联或是美国的地面控制中心，一律不做回应。

现年 43 岁的莉萨·诺瓦克，是一名美国女航天员，原美国海军上校，已婚，三个孩子的母亲。2006 年 7 月曾参与前往国际空间站的"发现"号航天飞机飞行任务。2007 年 2 月 5 日被警方逮捕，罪名是绑架未遂、私带枪支和暴力行凶。

尽管已婚并有 3 个孩子，但诺瓦克仍和另一名航天员厄夫莱恩有暧昧关系。在得知厄夫莱恩还和一名美国空军女军官希普曼保持亲密关系后，诺瓦克飞车 1500 千米，从休斯敦一路追到奥兰多拦截情敌。为了不因上厕所而停车，诺瓦克在开车途中戴着成人尿不湿。乔装改扮的诺瓦克抵达奥兰多国际机场之后，尾随希普曼来到机场停车场。希普曼告诉警方，她注意到有人跟踪她，于是快速进入车里并且锁上了门。诺瓦克开始拍打车窗，请求打开车门搭载。

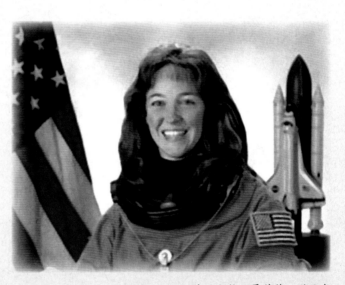

美国女航天员莉萨·诺瓦克

希普曼拒绝了她的请求。但是在诺瓦克开始哭泣的时候，她把车窗摇下来一点，诺瓦克趁机向车内喷洒某种化学制剂。

在对停车场进行检查时，一名警官发现了诺瓦克丢弃的提包，里面装有假发、气枪。在诺瓦克被捕时携带的提包中，警方还发现了一根金属短棍、一把折叠刀、绳子等。警方在机场附近的一家汽车旅馆里发现了诺瓦克的汽车，并在车中发现了辣椒水喷剂、未使用过的霰弹枪子弹、乳胶手套以及希普曼和厄夫莱恩之间的电子邮件。警方还发现

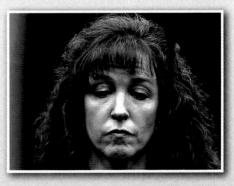

被捕后的莉萨·诺瓦克

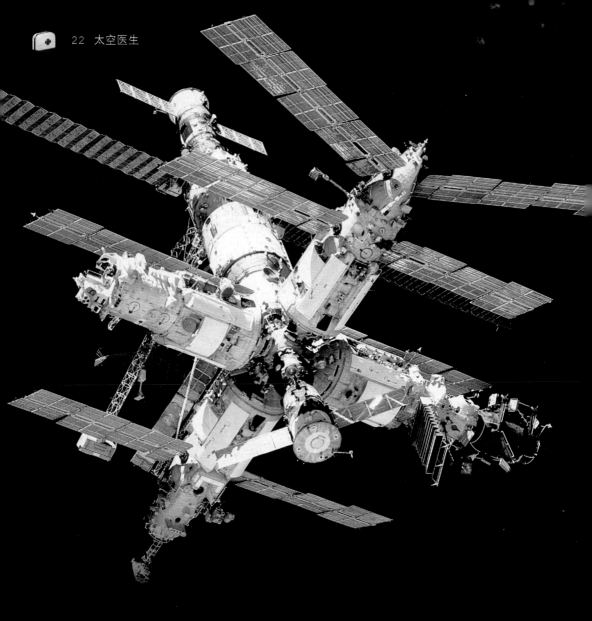

　　了一封说明诺瓦克如何深爱奥弗莱因的信、希普曼的家庭住址以及前往希普曼家的路线。

　　诺瓦克被捕后，美国宇航局约翰逊航天中心主任迈克尔·科茨发表了一份声明。他说诺瓦克已被开除公职，她的名字也从航天员名单中除去。

　　诺瓦克被捕以后，声称自己有精神障碍，她的律师也说，她患有抑郁症、强迫症、失眠，在事发当天她有"明显的心理压力和短暂的精神障碍"。

　　诺瓦克的家人表示，她是一个非常有爱心的母亲，一心一意地照顾3个孩子。诺瓦克和她的丈夫是大学同学，两人在19年前结婚。

二、太空人际关系危机

这是人类首次火星飞行，预计前后需要3年时间。火星飞船上共有6名航天员：其中3名美国航天员，2名俄罗斯航天员和1名欧洲航天员。飞行进行了6个月，飞船上出现了严重的人际关系危机，6名航天员分成两个对立的"小帮派"，3名美国人为一帮，2名俄罗斯人和1名欧洲人为另一帮。两帮人十分对立，发展到"势不两立"的地步，为一点小事就互相对骂，甚至大打出手。美国宇航局、俄罗斯宇航局和欧洲宇航局的领导都出面来调停，但无济于事，人类的首次火星飞行面临夭折的危险。

这是典型的太空人际关系危机。当然，这是一种极端情况，而且是太空医生的设想。不过在未来的长期航天中这种情况不是不可能的。

上一节我们介绍了太空人际关系紧张的几个例子，其实这样的例子屡见不鲜。例如在前苏联礼炮号空间站飞行期间，一名来自捷克的航天员就感觉到很孤独，在完成航天任务中很难发挥作用，而同一机组的俄罗斯航天员则担心这位"外国客人"由于技术不熟练会产生操作失误。同时，由于空间站上出现外国航天员，无论是美国的、捷克的、法国的，或是其他国家的，俄罗斯航天员都感到不自在，尽管这些外国航天员在飞行前就一直跟俄罗斯航天员一起生活和训练。

航天员在太空的人际关系不是一个小问题，它可能直接影响到航天任务的成败。航天员在太空中人际关系处理不好的原因是多方面的，有环境方面的原因；有领导方

国际空间站上多国航天员在一起

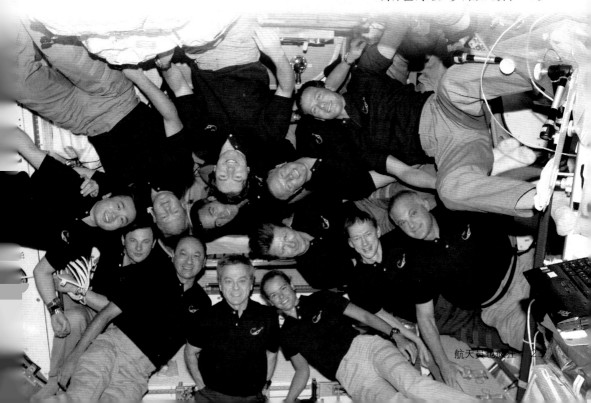

面的原因；有语言和文化上的差异；还有飞行时间过长的问题。有证据表明，在长期航天中飞行时间是影响航天员社会心理的一个重要因素。无论是航天飞行或是地面模拟实验，当飞行任务进行到一半时就会出现社会心理和人际关系的障碍。心理学家认为，人们在完成任务时其心理过程一般可分成三个阶段：任务的最初阶段是焦虑；任务的中间阶段是抑郁；任务的最后阶段是兴奋。因此，抑郁是产生社会心理和人际关系紧张的主要原因。人际关系紧张可导致航天机组成员之间感情的疏远，感情疏远虽然不致影响航天任务的完成，但可引起机组成员心情变坏、失眠和对环境条件的不满。

　　在大型空间站上由于多国航天员一起工作还会带来"主—客"方面的问题。俄罗斯的太空医生发现，在和平号空间站上每当新来一名外国航天员时，如果这名航天员在空间站上仅停留两周时间，而原来的航天员已经在站上停留了很长一段时间，如果原来的航天员已经适应了空间站上的环境，并且能很好地完成规定的航天任务，而新来航天员还需要一段时间来适应太空环境，他的工作效率不高。这时原来的航天员如要成为"好客的主人"，就需要帮助新来的"客人"，因而减慢自己工作速度，推迟整个航天计划的进程。这种"主—客"关系就是造成太空人际关系紧张的一个原因。从社会心理学的角度来看，原来的航天员可能将新来的人看作是一种心理入侵。因为原来的航天员由于在空间站上停留的时间比较长，从而形成了自己私人的心理空间，他在自己的私人空间里感到心理上的舒服和自在。新航天员的到来，在空间站内必然要重新划分"心理领地"，对原来的航天员来说，可能被视为对他的侵犯，并造成他心里上的不适。

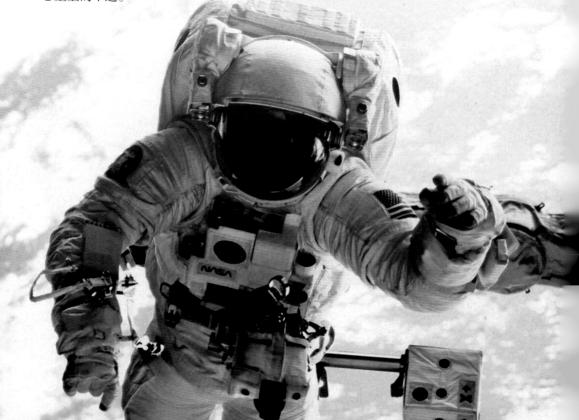

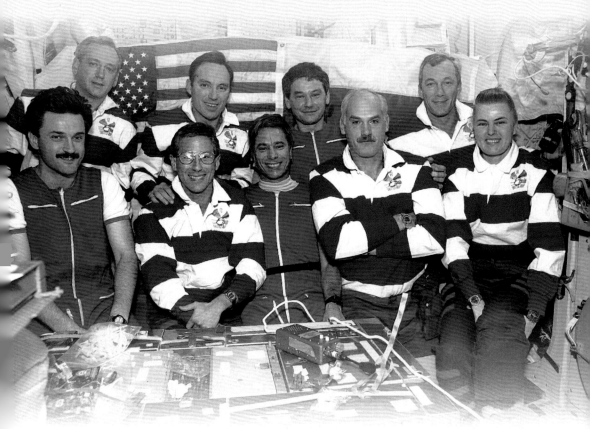

航天飞机航天员访问和平号空间站

　　1995~1998 年，美国和俄罗斯对长期航天中航天员的人际关系问题进行了系统的研究。研究工作分别在俄罗斯的和平号空间站和美国的国际空间站上进行。在和平号空间站上，共选了 5 名美国航天员和 8 名俄罗斯航天员，此外还有美国的 42 名和俄罗斯的 16 名地面控制中心的工作人员；在国际空间站上，选取了 8 名美国航天员和 9 名俄罗斯航天员，此外还有 108 名美国的和 20 名俄罗斯的地面控制中心的工作人员。研究发现，在和平号空间站上，与美国人相比，俄罗斯航天员感到更自在、更有保障和更能发现自我；但是在国际空间站上，则感到更紧张和焦虑。不过美国航天员在空间站上都会感到工作压力较大，而俄罗斯航天员一般没有这种感觉。

　　太空医生认为，这种感受不同反映出两国航天文化上的差异。在和平号空间站上，航天员执行的是俄罗斯的飞行计划，他们使用的是俄语，机组负责人是俄罗斯人。如果航天机组由三名航天员组成，其中有一名美国航天员，则美国人占少数，这名美国人多少会感到不自在、不适和不受俄国同行的欢迎。相反，如果是在国际空间站上，机组成员变化较大，无论是美国航天员或是俄罗斯航天员都有明确的分工，都是按美国的方式进行操作，因而就使得俄罗斯航天员感到紧张和焦虑。不仅如此，这种文化上的差异还表现在管理方式上，例如美国人对飞行计划是按程序进行管理，一切都写在操作手册上，飞行中只要照章办事即可；而俄国人很多东西不是写在手册上，出现问题主要是听专家的意见。因此，在国际空间站上的俄罗斯航天员对这种工作方式必然感到不熟悉和不适应。

为什么在和平号空间站上美国航天员都感到工作压力较大？这是因为他们是在外国的空间站上工作，接受外国地面控制中心的指挥，而且工作的目的性不太明确，再加上他们从来没有体验过如此长时间的航天飞行，因而就会感到工作压力较大。为什么在自己的国际空间站上也会感到工作压力大？这是因为航天员的任务当时主要是组装国际空间站，组装工作时间紧、任务重、要求高，因此凡是参加组装的人都有这种感觉。

这次太空人际关系研究的另一项发现是航天员的"迁怒"现象。所谓"迁怒"就是把对甲的怒气发泄到乙身上。不过航天员的迁怒不是将怒气发泄到其他航天员身上，而是发泄到地面控制中心的工作人员身上。地面控制中心的工作人员成了"受气包"。例如当航天员在空间站上停留几周以后，就会出现烦躁，生出一股"无名火"，这时航天员会认为地面控制中心的工作人员工作不负责，玩忽职守，应该给予批评教育。

航天员一般会向地面控制中心隐瞒自己在太空出现的健康和心理问题，在与地面的通信联系中，他们通常表现出愿意与地面控制中心的某些人接触，并公然拒接与另一些人接触。他们还常常将地面控制中心的工作人员看成是"坏人"，而不是工作伙伴，错误地认为地面控制中心的工作人员没有同情心，没有积极协助他们完成航天任务，甚至有意与他们为难，这样一来就加剧了与地面控制中心的矛盾。这种矛盾有时甚至发展成公开的对抗。这种公开对抗的典型例子就是美国"天空实验室"第三批航天员在太空的"集体罢工"事件。

航天员在太空与地面控制中心工作人员的关系有时会促使航天员形成一种"独立自主"的心理状态，也就是说他们干脆脱离地面控制中心的"控制"，愿意一切事情都自己做主，不必再向地面控制中心请示报告。如果航天员是在近地空间的轨道上飞行，这种心理状态是非常危险的，可能导致严重的后果。但是航天员如果是在火星飞船上或是着陆在火星表面，这种心理状态反而值得鼓励。因为火星与地球相距遥远，如果事事都要向地面控制中心请示报告，那就有可能错失良机，很多事情都不能及时得到妥善处置。要知道在火星上的航天员如果要与地球进行通信联系，仅单路传输时间就要22分钟，双路传输则需44分钟，如果地面控制中心还要对情况进行分析判断，然后再作出决定，一般都是在1小时以上。因此，火星航天员必须养成遇到问题能独立自主地决策和处置的良好习惯。

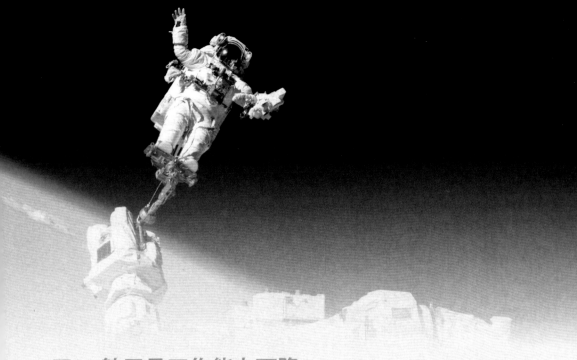

三、 航天员工作能力下降

　　长期航天心理影响的一个重要方面就是航天员完成航天任务的能力。载人航天的经验证明，航天员长期在太空停留会产生严重的心理应激，由于环境单调，生活无聊，工作压力较大，不能与家人、亲戚和朋友交往和联系等，这种心理应激不仅导致航天员注意力不集中、失眠、情绪不稳定、体力下降、士气低落、容易跟其他航天员和地面控制中心的工作人员发生矛盾，进而还可以使航天员完成任务的能力下降。

　　几十年的短期载人航天已经积累了很多消除航天员心理应激的措施和办法，但是这些措施和办法不适于长期载人航天。例如为了消除国际空间站上航天员的心理应激，可以让他们通过无线电视和互联网跟家人面对面交谈和会晤。但是这种办法不能用于火星航天员，因为距离太远和通信延迟。

　　经过长时间的航天飞行，有些航天员会产生超自然的体验、笃信宗教和主张世界大同。由于经过严格的心理和精神病学检查和选拔，迄今为止航天员在长期航天中还没有人出现严重的精神异常，但是对潜艇人员和北极考察队员的调查发现，这些人中大约有5%出现精神异常。实际上长期在潜艇上工作或长期在北极考察的人，他们所处的环境跟长期航天差不多。

　　虽然经过长期航天的航天员在航天中没有出现严重的精神异常，但是在返回地球以后，有些航天

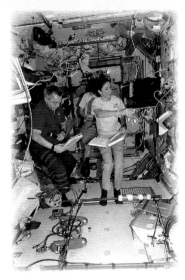

在太空紧张工作的航天员

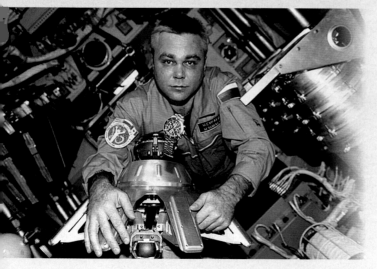

在太空正在搬运物体的航天员

员还是出现了问题。例如有的人对人生的价值和意义有新的理解；有的人开始酗酒；有的人整天闷闷不乐；有的人患上严重的抑郁症，不得不住院治疗。

虽说航天员中没有严重的精神异常，但是患轻度精神异常的则是大有人在，其中之一就是神经衰弱。俄罗斯太空医生说，神经衰弱的主要症状是疲劳、易怒、情绪不稳、注意力和精力不集中、烦躁、知觉过敏、心悸、血压升高、身体虚弱、乏力、失眠和食欲不振。俄罗斯太空医生认为，这种神经衰弱直接影响航天员长期航天任务的完成。因此，在俄罗斯的载人航天计划中，神经衰弱作为影响长期航天的一个重要问题，他们进行了大量研究，并采取一系列对抗措施。有意思的是，神经衰弱这个术语虽然是由美国科学家于19世纪后期首先提出来的，但美国医生现在并不使用这个术语，不过这个术语在俄罗斯、欧洲、中国和其他国家都广泛使用。因此，航天员在长期航天中如果出现神经衰弱的症状，而且如果他遇到的是一个美国太空医生，他就有可能被诊断为其他病症，或者是"无病呻吟"。

航天员在航天飞行中可能要完成各种复杂技术操作和任务，如飞船的对接和分离，操纵太空机器人完成复杂任务等，此外还要负责一些复杂的太空科学实验和经常进行太空行走。完成所有这些工作和任务需要航天员不同的认知和心理运动能力。因此，在长期航天中如何确保航天员的这种能力得到正常发挥，关系到整个航天任务的成败。

在航天飞行中什么因素会影响航天员的认知和心理运动能力？主要是失重。失重可以影响航天员的脑功能，特别是前庭和感觉系统的变化。前庭器官的变化还涉及感觉冲突、空间定向障碍和航天运动病。此外，太空工作和生活的特殊环境条件也是导致航天员不能正常发挥认知和心理运动能力的原因。这种环境条件包括与世隔绝、环境狭小、工作负荷大、情绪应激和人际关系紧张等。这种环境条件最后导致航天员疲劳、警觉性降低和工作能力下降。

维持航天员在长期航天中的工作能力不变是太空医生面临的一项重要任务，因此各国的太空医生都在这方面做了大量工作。俄罗斯太空医生就对和平号空间站上停留438天的航天员进行过工作能力变化的研究，结果发现在航天飞行的头两周，航天员的认知能力、心理运动能力和工作能力会受到一定程度的影响，一旦航天员适应了这种环境以后，这些能力又恢复到飞行前的水平，并一直维持到航天飞行结束。

四、类似环境的心理反应

　　虽然人类进行航天飞行已经有半个世纪，但是有关航天员在长期航天中心理反应的数据还掌握不多。换句话说，太空医生对航天员的心理异常还了解不多。究其原因一方面是由于人类很少进行长期航天飞行，特别是一年以上的飞行；另一个原因是由于航天员在航天中不愿意让太空医生知道自己的心理异常，他们经常向太空医生和地面控制中心隐瞒病情，因而太空医生无法获得确切数据。人类即将进行火星探测，航天员的心理健康是保证火星探测任务成功的一个重要条件，如何获得长期航天中航天员的心理反应数据？太空医生想出一个办法，就是借鉴类似环境中的心理学数据。所谓类似环境主要是指地球极地环境和水下潜艇环境。人类进行极地科考和水下潜艇航行的历史比载人航天长得多，并积累了大量心理学数据，由于极地环境和潜艇环境与载人航天环境有很多相似之处，因此这方面的数据可以借鉴，并作为很好的参考资料。

　　如果要借鉴地球上类似环境中的心理学数据，南极是首选。因为南极是地球上最高、最干燥、最寒冷、风力最大的地区，气候条件极端恶劣，这里没有常驻居民，只有少数科研人员和后勤保障人员。夏季没有黑暗，冬季没有光明。这里与世隔绝，必须依赖于外部供给，人们的活动和社会交往受到严格限制，这种特殊的自然与社会环境向科考人员提出了严峻的挑战：他们不仅要适应高寒、高海拔、极昼极夜、荒凉寂静等

中国南极科考站

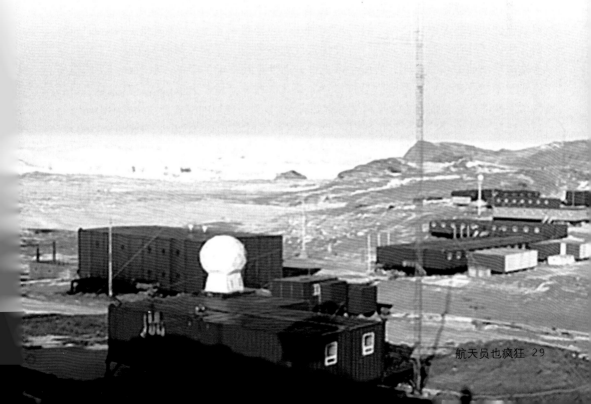

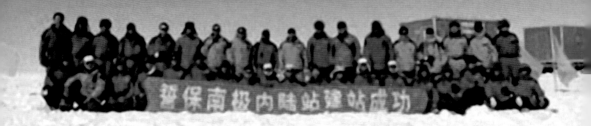

中国南极科考队

自然环境，而且还要直面枯燥、单调、寂寞、焦虑、人际交流与社会支持匮乏等社会环境。正因为如此，南极可以认为是航天员心理和行为研究的"地面实验室"。

早在 1898 年人类就对南极进行了首次越冬探险，不过对南极科考人员进行真正的心理学研究是在 1957 年，即"国际地球物理年"，此后许多国家先后在南极建立了永久性的科学考察站，至今已有 20 多个国家在南极建立了 150 多个科学考察站。这些考察站根据其功能大体可分为：常年科学考察站、夏季科学考察站、无人自动观测站三类。常年科学考察站一般规模较大，各种建筑设施齐备，一年到头都有人在站上工作。这些站里科学研究项目较多，实验手段先进，即使是在严酷的隆冬，科学观测工作也不停止。不过这种站一般夏季人员较多，冬季人员较少，越冬人员包括后勤保障人员和科学家两部分。目前南极常年科学考察站有 50 多个。我国的南极长城站和中山站都是常年科学考察站。据统计，每年到南极进行科考的人员有 1000~5000 人，年龄在 18~60 岁。

南极的春秋倏忽难辨，只有夏冬明显。极昼和极夜是南极圈内独有现象。在极昼期间，天一直不黑，让人难以入睡。太阳一直呆在地平线上，一天 24 小时天都亮着。而在极夜期间，大部分时间都是伸手不见五指，只有中午时分天有点蒙蒙的光亮。由于昼夜节律的改变，完全打乱了人们的生活规律，特别是在南极越冬的科考人员，会产生一系列适应不良症状，如抑郁、失眠、孤独感、易怒、头痛、低士气、焦虑、注意力涣散、精神活动迟缓等。科学家称之为"越冬综合症"。真是无独有偶，航天员在太空也发生类似情况。除了失重和宇宙辐射，航天飞行中也有昼夜节律的改变，因此航天员中也同样有抑郁、失眠、易怒、头痛、低士气、焦虑、注意力涣散、反应迟缓等。

科学家还发现，科考人员的心境存在一种与时间有关的趋势，即在执行任务刚刚过半之后，人们的心境降到最低点。更有意思的是，这种降落不依赖于任务的绝对时间跨度，而是取决于孤立期间总体时间的比例。比如，如果一个夏季科考任务为期6个月，心境在三个月过后达到最低点。如果是两年的任务，最低点发生在刚过一年之后。由于这种比例性质，科学家称作"四分之三现象"，即在隔离期的约四分之三时间点上，越冬科考人员会出现最大程度的不适。四分之三现象意味着正常的心理变化存在着周期性规则，也就是在时间历程上的涨落。有人对27名长达50周的越冬队员进行了纵向追踪研究，结果发现四分之三现象不是在逗留中点之后出现，而是出现在科考人员真正处于隔绝期的中点之后，其中各种情绪反应、社会性反应和生理反应表现出周期性变化，而与工作有关的职业行为没有显著关系。不过这种"四分之三现象"在航天飞行中似乎不太明显。

　　航天员在航天飞行中会出现人际关系紧张，科考人员长时间在南极科考站工作和生活，人际关系也会出现紧张，而且科考人员之间的紧张程度与航天员相比，有过之而无不及。除了人际关系紧张以外，极地心理学家还研究了不同文化背景和不同性别组合对人际关系的影响。研究结果表明，科考人员之间如果文化背景不同，队员之间就难以实现团结和和谐，而且文化背景差距越大，实现团结与和谐就越困难。但是如果科考队中有女队员，即这个队是由男女队员混合组成，这个集体就会表现出更多的团结、合作、互相关心和互相帮助。特别是在南极越冬的科考队中，女队员的存在会大大缓解科考队内部的紧张气氛，减少男队员的粗鲁行为，不过也会产生一些负面作

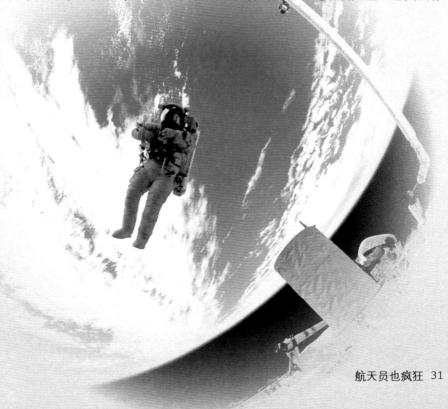

用，如出现争风吃醋、性骚扰和性挑逗事件。例如在一个由 8 名队员组成的科考队中，由于只有一名女队员，这位女性就经常受到一名男队员的性骚扰和调戏。有意思的是，在航天机组乘员中也经常有女航天员，不过还没有看到在太空有性骚扰和调戏妇女的公开报道。

早期研究者多关注人们在面对南极极端环境时表现出来的各种消极情绪和症状，不过近年来一些研究者开始关注南极科考人员的积极心理反应和体验。他们发现，大多数极地工作者都能成功、顺利、和谐地完成考察任务，而且极地越冬的经历会对其后来的健康和事业产生有利的影响。在随后的生活经历中，他们可能会比从前更加理解自己和他人、更加自信等。科学家还认为，这种积极心态与高度工作能力，不仅大部分科考人员具有，而且大多数航天员也具有，正因为如此，这些特殊人群才能一次又一次地胜利完成科考任务或航天任务。

南极科考人员的人格特质是极地心理学研究的另一个非常重要的领域。为了更好地为南极科考项目选拔合适的队员，研究人员十分关注人格特质对人类适应极端环境的影响。有人提出，三种人格因素可以预测良好的工作适应情况，即业务能力、情绪稳定性和社交能力。另外还有一些与适应极地工作非常重要的特征，如灵活性、忍耐力、幽默感等，都可以归到上述三类中。人格特质对极地工作绩效影响的研究显示，在积极的情绪和人际导向方面（低消极性，低攻击性，适度外倾性），南极科考人员和航天员之间有很多的相似之处。

南极是典型的极端孤立环境，人们往往以团队形式进行工作，完成各种科考任务。建立这类具有特殊背景的专业团队必须付出很高的社会和经济成本。如果没有建立起合作、和谐、默契的工作团队，要在自然环境和社会环境的双重挑战下，完成南极科考任务将异常艰难。科学家将南极考察站中形成的这种独特社会形态称为"微型文化"或"微型社会"。在南极工作站的日常生活中，阅读、写日记、简单的休息是团队内部最典型的活动，而队员之间的谈心，一起喝酒，进行娱乐活动则是促进团结的重要

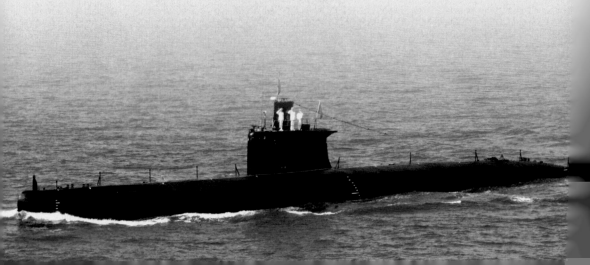

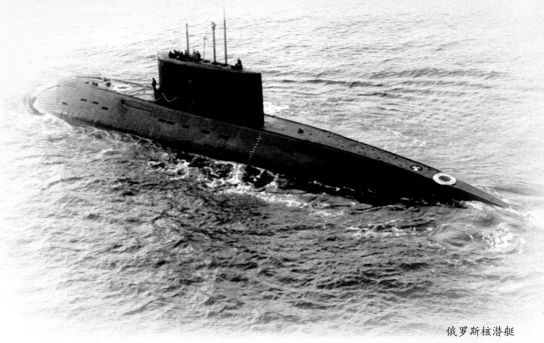

俄罗斯核潜艇

因素。

除了南极以外，海军的核潜艇也是航天飞行的类似环境。核潜艇最相似的地方就是内部空间的封闭和狭小，长期在水下，与外界完全隔绝，甚至没有白天黑夜。潜艇上的作息时间是自己定的，实行每天 18 小时三班倒的制度，其中 6 小时值班、6 小时睡眠和 6 小时休息。与地面上分白天黑夜和 24 小时一天的节律完全不同步。另外，潜艇上的人员也是由生命保障系统提供氧气、水和废物处理，核潜艇上还有辐射危险。潜艇环境与航天飞行环境的最大不同点就是在潜艇上没有失重，艇员是在 1G 的正常重力环境中生活。

潜艇环境对官兵的心理和行为有何影响？1979 年有一个科学家进行过调查统计，发现潜艇官兵中大约有 58% 的人患有神经官能症；54% 的人患有焦虑；22% 患有抑郁症；12% 还有恐惧症；此外还有 22% 的人患有不同程度的幽闭恐怖症、食欲不振、头疼和其他身心疾病。所有这些心理和精神异常的原因都归咎于水下潜艇的特殊环境。

潜艇心理学是研究潜艇官兵心理和行为反应的一门学科。潜艇心理学家发现，潜艇官兵最常见的心理反应是焦虑、抑

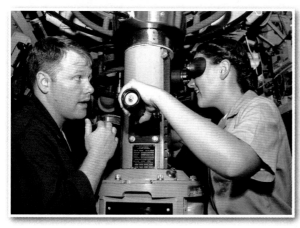

核潜艇上的官兵

郁、生气和怨恨，此外还有对工作不满意、感到孤独、厌烦、逃避现实、精神疲劳、注意力不集中、缺乏自信心和缺乏创造力等。潜艇官兵除了心理反应以外，更重要的是还有行为方面的反应。行为反应一般都跟工作有关，或轻或重，常见的行为反应包括不能按时完成任务、工作不负责任、擅离职守、工作绩效不高、经常发生事故、食欲不振、有暴力倾向、上班时公然捣乱破坏、偷窃、脱离组织、与周围同事不能和睦相处，少数人甚至吸毒和自杀。

与心理反应相比，潜艇官兵的行为反应后果更为严重。即便是少数人的不良行为，也会影响军事任务的完成和全体官兵的安全。有人认为，少数人吸毒和自杀是由于遭受不能承受的心理压力，通过这种行为发泄出来。好在这种极端的行为反应在航天飞行中还没有发生过。

类似环境的心理学数据，除了南极科考队和水下潜艇以外还有高压舱的模拟实验数据。欧洲宇航局已经进行过4次高压舱模拟实验，被试者在舱内待了28~240天，实验过程中所有的医学、技术和操作条件都跟国际空间站上的完全一样。实验发现，很多在航天飞行、南极科考和水下潜艇中出现的心理和行为问题在高压舱实验中也同样发生，比较典型的就是人际关系紧张。在一次有多国被试人员参加的实验中，被试人员分别居住在两个不同的生活舱内，结果两个舱的人员发生矛盾，最后不得不将两个舱中间的舱门关上，互不来往，而且其中一名被试者还愤怒地离开了实验场地。有时候虽然是在相同条件下但结果互不相同。例如南极科考队员在科考站待上一个季度以后，一般敌对情绪会减弱，而思乡的心情会增强；反之高压舱被试者在舱内停留一段时间以后，对付心理障碍的能力会慢慢加强。心理学家认为，南极科考队员与高压舱被试人员属于不同类型的人员，虽然都是在封闭和狭窄的环境中生活，但心理反应不一样。另外，水下潜艇官兵跟前两种人也不一样，潜艇官兵人数较多，心理反应又属于另一种类型。

总而言之，类似环境的心理和行为数据可供参考，十分宝贵，但不能直接应用于载人航天，太空医生应该清楚其中的区别。

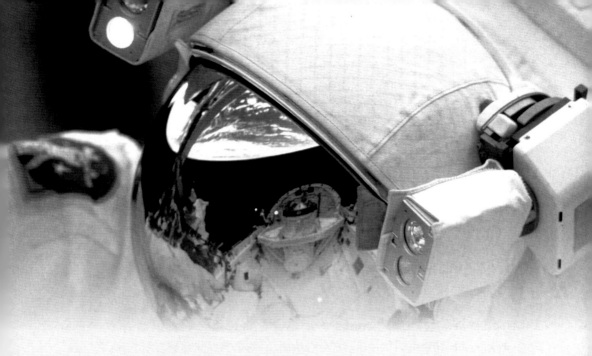

五、 太空医生的对策

　　跟对付生理异常相比，对付航天员的心理和行为异常要复杂和困难得多。经过多年的研究和实践，目前太空医生在对付航天员的心理和行为异常方面已经掌握了一整套比较有效的对抗措施，以美国宇航局的约翰逊航天中心为例，该中心的对抗措施可以分为两大类：对抗心理异常的措施和对抗行为异常的措施。

　　对抗心理异常的措施包括：①改进航天员的选拔程序，选拔心理素质较好的人做航天员；②航天员家属保障服务，目的是做好家属工作，解除航天员的后顾之忧；③航天员飞行前的训练，重点是多国航天员在长期航天中可能出现的问题，如自我心理保健、自我管理、上下级关系、团队精神和集体生活等；④飞行中的心理保障，包括飞行过程中的休闲娱乐、与家人通话、提供家庭相册和录像带；⑤飞行后的汇报和总结，主要针对在飞行中发生的一些没有很好解决的心理问题。

　　对抗行为异常的措施包括：①航天员的行为选拔，预先排除行为异常的候选人；②航天员的行为医学训练；③航天员及其家属的行为医学保健；④对航天员进行年度行为健康体检，及时排除可能发生行为异常的航天员；⑤对航天员进行飞行前的情绪和应激状态评估；⑥飞行前后召开航天员和家属的行为医学会议；⑦采用航天行为评估工具对航天员在飞行中的情绪和应激状态进行监测和评估；⑧进行飞行中的医学监督和医学保障，医学监督主要是用认知评估工具对航天员的认知工效和神经心理状态进行监测和评估，医学保障包括召开医学会议，让航天员与太空医生一起讨论他们的心理和行为问题，如果有必要在适当情况下也可以使用药物。

　　为了实现重返月球和载人火星飞行计划，约翰逊航天中心在这些对抗措施的基础上，准备实施一些新的对抗措施，确保月球和火星航天员的心理和行为健康。新措施主要是在航天员选拔和航天员训练方面作了改进。

1. 航天员的心理选拔

为确保心理和行为健康，航天员的心理选拔是第一道关口。以美国航天员的选拔为例，美国宇航局一般每两年进行一次航天员选拔，每次全美报名参选的人数是3000~4000人，经过第一轮选拔，即初步的体格检查和心理选拔，大部分人被淘汰，只剩下100~120名候选人；然后又从这些人中选出11~25名，这些人再经过2年的训练，即成为正式航天员。

美国航天员的心理选拔分两阶段进行：第一阶段是"选掉"；第二阶段是"选进"。所谓"选掉"就是要将那些已经被诊断为精神病或有可能发展成精神病的人排除在外。这种心理选拔对于短期航天飞行（即两周以内的航天）是有效的，但对于三个月以上的和平号空间站飞行和三年以上的载人火星飞行，效果不明显。因此，就需要使用"选进"的方法。所谓"选进"就是要将那些性格特征较好、能顺利完成长期航天任务的人选进来。无论是"选掉"或"选进"，候选人都要经过一系列的心理测试。在"选掉"阶段，候选人要同精神病科医生进行3小时的面谈，然后将结果送到"航空航天医学会"，由专家决定此人是要还是不要；如果决定要此人，则进入"选进"阶段，候选人再跟心理医生进行2小时面谈，然后将结果送到"航天员选拔委员会"，由委员会的专家决定此人的去留。

美国心理学家将人的心理素质分为三类：良好素质、不良素质和一般素质。良好的心理素质表现为有远大理想、善于独立思考、能团结周围的人、埋头苦干、兢兢业业、勇于挑重担；不良心理素质表现为有极强烈的好胜心、没有耐性、做事缺乏恒心、容易被激怒；一般心理素质的表现正好与良好素质相反，这种人胸无大志、人云亦云、工作不踏实、挑肥拣瘦、人际关系也不好。心理学家认为，挑选航天员、潜艇官兵、

俄罗斯航天员在天上与地面家人联欢

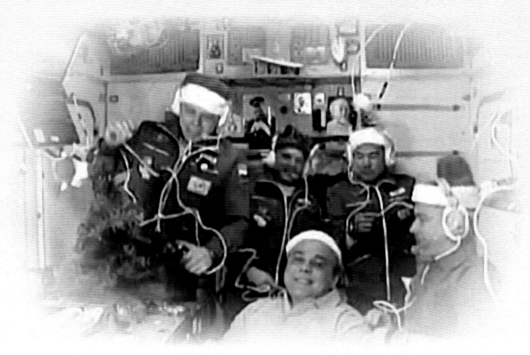

南极科考人员和特种兵，应该挑具有良好心理素质的人。但是航天员、潜艇官兵和南极科考人员都是在特殊恶劣环境中作业的人员，有的心理学家发现，即便是具有良好心理素质的人，在这种特殊恶劣环境中，未必会表现得像平时那样好。

美国宇航局的太空医生认为，能完成长期航天任务的人应该具有以下心理素质：心理和情绪稳定性好；在极端恶劣的环境条件下仍能出色完成任务；能团结周围同事、与同事和睦相处；具有集体主义精神或团队精神；与家人长期分居仍不影响工作；关键时刻能作出正确的判断和决策；办事认真、一丝不苟；具有领导才能；善于与人沟通，具有号召力。

欧洲宇航局在选拔航天员时，也将心理选拔分作两个阶段，第一阶段主要是评定候选人的基本心理素质和人格特性；第二阶段要进行团队练习、角色扮演、计算机模拟、与心理医生面谈。通过两个阶段的选拔，心理医生最后要确定该候选人是否具有航天员的心理素质。

太空医生对航天员的心理选拔通常是使用一些专业的心理评估方法，如工作能力测试、人格问卷、分析个人经历、面对面交谈和行为观察等。一般是将几种评估方法结合起来，以便使评估更客观和全面。除了心理评估方法，太空医生还有一些行为评估方法，如集体作业和隔离舱试验，这些方法除了用于评估人际关系，还可评估和预测个人对应激、限制和隔离的反应。不过总的来说，目前还没有一套能得到各国太空医生认可的心理选拔标准和评估方法，各国太空医生使用各自的标准和方法，近期很难得到统一。

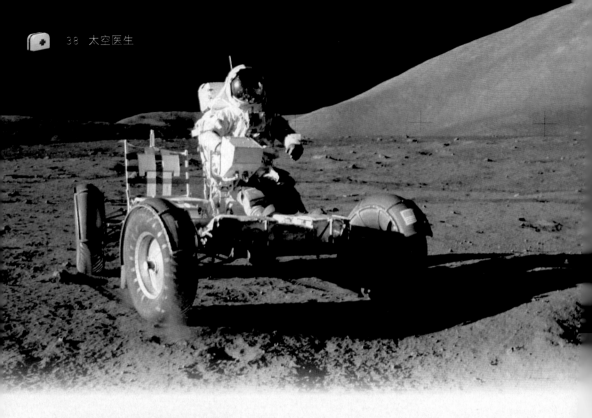

2.航天员的心理和行为训练

仅有航天员的心理选拔而没有心理训练不可能达到预期效果，因此，航天员的心理选拔和心理训练是不可分的。在长期航天中，心理训练不仅包括航天员还应该包括地面控制中心的工作人员。根据以往的经验，性格决定训练的效果。如果是在国际性的航天任务中，各国航天员的心理选拔标准和方法可能不同，但心理训练的方法和计划必须统一。心理训练计划包括自我管理、团队精神、集体生活、正确处理上下级关系，特别是与不同文化背景的人相处。心理训练的方法主要是任务模拟，即将机组人员集中在一个狭小、封闭的环境中，一起生活和工作。此外还包括针对个别机组人员的专门训练，即根据他的个性特点、文化背景和以往的训练情况，制定有针对性的训练计划。

航天员的训练不仅包括心理训练，还应该包括行为训练。行为训练也是需要将航天员和飞行控制中心的工作人员集中在一起进行，因为在实际工作中这两组人只有互相协调配合才能完成任务，另外通过一起训练，使两组人员互相适应对方的工作方式，特别在飞往火星时双路通信中还有 45 分钟的时滞，只有一起训练才能共同适应这种通信方式。行为训练的主要内容是如何缓解长期航天给航天员造成的心理紧张和人际关系不和；如何克服航天员与地面飞行控制中心工作人员之间的矛盾；在由多国航天员组成的机组中如何消除由于文化背景不同而引起的团结问题；最后是如何处理干群关系，既要保证"一切行动听指挥"，又要保证"发扬民主"、个人心情舒畅。此外，太空医生还要教航天员学会如何身心放松、进行冥想、生物反馈和自生训练（也称为"自我暗示训练"，指训练者按照自己的意愿，使自身产生某种生理变化的一种训练），以便在长期航天中控制情绪、降低兴奋、减少焦虑，随时随地保持良好的心情和行为。

3. 医监医保问题

在长期航天中对航天员的医监医保就是使用特殊的仪器和设备对航天员的心理和行为进行检测，及早发现问题和异常，及时提供咨询和处理意见。根据以往的经验，航天员在航天过程中大都不愿意向地面控制中心和太空医生报告自己的心理和行为问题。一般而言，是否愿意跟别人讨论自己的个人问题反应出这个人的性格特点和对个人隐私的态度。不同国家的航天员由于文化背景的不同，对这个问题一般都有不同的态度。因此，在上天之前就应该对航天员的这种态度差异有所了解。当然医学监督的手段是多种多样的，包括主观的和客观的，除了航天员的主动汇报以外，还有用计算机进行工作能力测试、机组会议录像、航天员语音分析等。不过太空医生认为，这些方法对于在近地轨道上飞行的航天员来说是可行的，但对于未来的载人火星飞行则不现实。由于与地球相距太远，太空医生只能寄希望于航天员自己，即主要靠对航天员严格的心理训练，使他们学会自己监督自己，自己解决自己的心理和行为问题。

当然保持航天员与地面的通信联系也是医学保障的重要方面，包括音频和视频的信息传输，特别是让航天员与其家人和亲友保持经常性的联系更为重要。另外是与太空医生的联系，太空医生可以通过远程心理学设备和不公开的医学会议，对航天员提供及时而亲切的心理咨询和心理援助，帮助他们稳定情绪，并保持良好的心理状态。最后还应保持对火星飞船上航天员生活必需品及时的补充供应，通过这种物质上的联系，一方面表明地球上的人们没有忘记他们，而是时时刻刻在关心他们；另一方面还可以使航天员得到心理上的支持与安慰。

太空医生认为，未来长期航天中医监医保的重点应放在心理学的监督与保障方面，而且心理监督与保障的范围应包括航天前、航天中和航天后；不仅如此，心理监督与保障的范围除了航天员以外，还应该包括航天员的家属和地面飞行控制中心的工作人员。就长期航天而言，特别是未来的载人火星飞行，航天医学中"医监医保"这个词组也许应该重新定义。

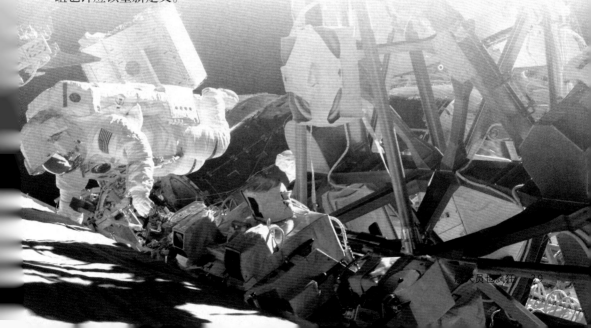

太空中的性

　　按照传统观念，性是不能在公开场合谈论的，否则人们会认为你低级或庸俗。而且一谈到性，人们往往会将它跟色情、淫秽和不健康联系在一起，当然社会上也确实存在这种现象。不过我们这里所谈的性是太空中的性，它不属于上面这种情况。太空中的性是从太空医生的角度来谈论的性，是从科学层面上来理解的性，它是航天员健康生活的一部分。航天员虽然在天上，但他们是人，不是神，同一般人一样，也有七情六欲，因此性的问题是不能回避的。将来人们将长期在太空生活，在太空殖民，在月球、火星和其他天体上建立新的家园，在那里生儿育女、传宗接代。如果那里的人们没有性，那才是天大的怪事。

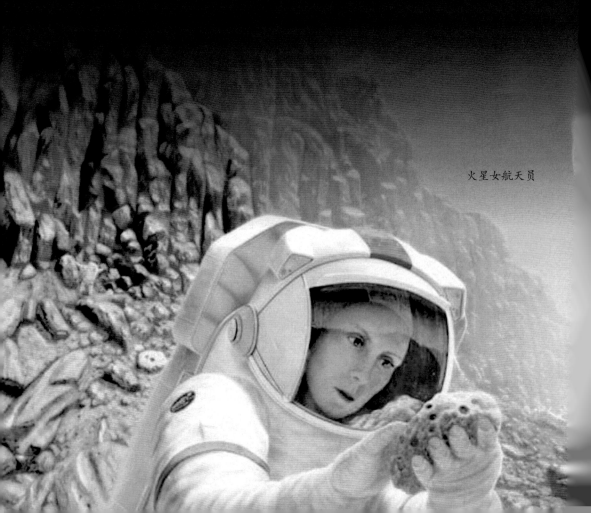

火星女航天员

一、太空中的性实验

在讨论太空中的性之前，首先要确定男女航天员在太空中到底有没有过性关系，能不能发生性关系。由于在太空失重情况下人体是处于自由飘浮状态，因此要保证两个人的身体紧贴在一起是很困难的，再加上牛顿第三运动定律的缘故，如果施加一个作用力，就会产生一个反作用力，所以只要一用力，两人身体就分开。而且无论是采取卧姿、站姿或是坐姿做爱，都无济于事，可能需要借助机械外力，否则难以达到目的。

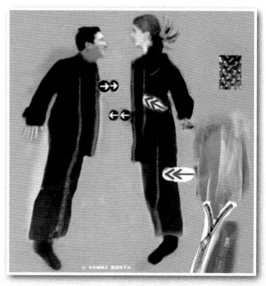

太空性爱服的设计原理

1989 年国外媒体流传着一份美国宇航局编号为 12-571-3570 号内部文件。这份文件是美国宇航局在航天飞机（STS-75）飞行期间让航天员进行的性实验的总结报告的内容摘要。该文件共分四部分：前言、实验方法、实验总结和建议。

报告的前言说，目前美国国际空间站上已经有很多夫妻航天员在站上工作，这就提出一个问题，如何让这些夫妻航天员在太空失重环境下仍然能过正常的性生活。科学家曾经在失重飞机上进行过实验，但由于失重的时间太短，因此没有获得满意的结果；另外在中性浮力水池中也曾经进行过类似的实验，不过由于被试者戴着水下呼吸器，也没有获得有效的结果。早期实验得出的结论是，太空失重环境中做爱能不能顺利进行主要取决于两人身体的某个部位能否紧贴在一起，为此我们在航天飞机（STS-75）飞行期间进行了这方面的实验。

实验是在航天飞机机首的下层甲板内进行，在飞行甲板与下层甲板之间还装有空气消音设备，以保证实验过程不受干扰。研究人员从各种做爱方式中找出 20 种在失重条件下可能使用的方式，然后用计算机模拟，再从中筛选出 10 种。在这 10 种方式中，有 6 种是借助机械外力来克服失重的影响，4 种是被试者自己想办法解决。借助机械外力与自己解决两者交替进行。实验过程进行了录像，研究人员还分别记录下他们亲自观察的结果。按照预先制定的实验要求，所有录像资料和第一手的观察数据一律不得对外公布。美国宇航局的这份研究报告只是其中的一个简短的摘要，实验前被试者都经过训练，训练时的录像资料经过删剪后供宇航局内部使用。

研究人员设计的 6 种借助机械外力的做爱方式主要是使用弹性绑带和充气套筒。弹性绑带是将两个人"绑在一起"。绑的部位分为三种：一种是绑在两人的腰部；一种是绑在两人的大腿部；还有一种是绑在男的腰部和女的大腿部。充气套筒可将两人套在一起，充气后可以向两人施加压力。套筒的部位一种是从膝盖到腰部；一种是只套住两人的大腿和臀部；还有一种套筒部位也是从两人的膝盖套到腰部，不过两人采取的是动物式。

此外还有4种是航天员自己设法解决的辅助方式，主要是一方用腿、脚或手"钩住"或"抱住"对方，无需借助机械外力而达到固定身体的作用。

由于在太空失重状态下不分上下左右，因此两人做爱的基本姿势就有两种：一种是面对面的传教士式；另一种是女性臀部对着男性腹股沟的动物式。

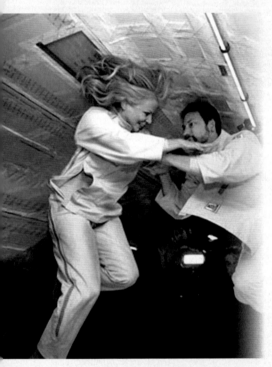

太空性爱服在失重飞机上试验

实验结果表明，传统的传教士式在太空完全不能发挥作用，而所有6种借助机械外力和4种航天员自己解决的做爱方式，没有一种是令人满意的。例如使用充气套筒将两个人从膝盖到腰部套起来，并充气施压，听起来似乎理想，但实际并非如此。男航天员反映，套在套筒里面他没法勃起，如果在套筒外勃起，他又没法再进到套筒里面去，十分尴尬。

这份实验报告一经在互联网上公布，立即遭到美国宇航局的否认，认为这是一份伪造的实验报告，完全是对公众的欺骗，因为宇航局从来没有在太空进行过有关性的实验，不仅现在没有、过去没有，将来也不会有。宇航局指出，这份实验报告有明显的错误：第一，航天飞机（STS-75）飞行是在1996年进行，而该报告在互联网上的发表日期是1989年11月28日，整整提前了7年；第二，航天飞机（STS-75）上的航天员全部是男性，没有女航天员；第三，该实验报告的编号是12-571-3570，美国宇航局所有的实验报告都没有这种编号方式。不仅如此，宇航局的很多官员和航天员都出面谴责了这种伪造和欺骗行为。

美国宇航局并不禁止航天员之间发生性关系，但是当问美国航天员在太空有没有这种经历时，无论男女航天员一般都闭口不谈。客观地说，美国宇航局对太空中的性问题一般都是采取十分严肃和谨慎的态度，从不给猎奇者有任何空子可钻。相比之下，俄罗斯航天局的态度就开放得多。

生物医学问题研究所是俄罗斯研究航天医学和生物学的主要机构，几十年来一直从事太空性问题的研究。从上世纪60年代初期开始，该所就一直研究动物在航天飞行中的性功能。当时该所的研究人员就发现，两只曾经上过天的狗（即小凤和小煤块），飞行后的表现完全不一样：小凤出现脱毛，精神萎靡不振，不久即死亡；小煤块则活蹦乱跳，性欲旺盛，而且维持很长时间，寿命也比其他狗长。死后尸体被做成标本，陈列在该所的展览馆内。不过该所对太空性问题的研究重点是生理学而不是行为科学。该所主管这项研究工作的专家说，我们主要研究失重对哺乳动物（如狗和大鼠）生殖系统的影响。

俄罗斯的太空医生认为，在长期航天中航天员并不需要通过性行为来缓解心理和情绪应激。他们说，太空中的性是一个复杂问题，人的行为受其动机支配，人的中枢神经系统总是指向一个主要奋斗目标。有些人将性作为一个目标，而具有专业知识和远大理想的航天员并不需要性来缓解自己的心理压力，他们在太空没有时间来想性，而是一心一意要完成航天任务。在太空有时间来想性和需要性的人主要是太空游客。他们还认为，在未来的载人航天中如果有机会让夫妻航天员一同上天当然是件美好的事情，不言而喻他们会在天上过性生活。如果不是这样，男女航天员虽然一起生活，但仅仅是同事关系，不能因为要保持心理和情绪的稳定而鼓励他们发生性关系。另外，俄罗斯太空医生还认为，未来的航天飞行可能时间很长，长期的禁欲对航天员的身心健康未必会产生负面影响。

波利亚科夫曾经是一名俄罗斯航天员，现在是生物医学问题研究所的副所长，1994~1995年曾在太空飞行438天，打破人在太空最长停留时间的世界纪录。关于太空性实验问题，他认为最大的障碍是女航天员可能会怀孕，因为我们至今仍然不知道航天飞行中的失重和宇宙辐射对胚胎的遗传结构有何影响。在这个问题弄清楚之前，从道义上讲我们没有权利拿人做实验。克里卡列夫也同意波利亚科夫的这种观点，他说让人在太空做性实验是非常不道德的行为，因为这是人类生活一个非常敏感而微妙的领域，在俄罗斯没有人要求我们在飞行中进行这种实验。克里卡列夫也是一名俄罗斯航天员，他在1991~1992年曾经在太空飞行了312天。另外，波利亚科夫和克里卡列夫都不认为在太空有必要进行性爱技术的实验。他们说，航天员都是一些专业技术人员，他们互相尊重、团结友爱，他们在一起是为了工作，而不是为了性。

一位俄罗斯太空女医生说，太空中性问题的严重性被夸大了，我个人认为，这个问题主要取决于个人的心理状态，人们通过自己的中枢神经系统可以控制性激素的分泌，因此长期航天不会对人的性功能产生负面影响。无论男女航天员，只要在航天前没有性功能障碍，航天后返回地面也不会有问题。

这位太空女医生还说，如果要使太空性实验有意义，就必须让男女航天员在太空发生性关系并使女方怀孕，然后从子宫中将胎儿取出来，看看胎儿在太空如何发育。但如果在太空仅仅是实验不同的性交姿势，看看哪一种能达到满意效果，则在科学上毫无意义。如果人们在太空经过一段时间适应了失重状态，实现满意的性爱并不需要借助特殊的机械外力，如弹性绑带和充气套筒之类。在长期航天中如果有正常的性生活当然是非常理想的，但是如果没有满意的性生活，至今没有哪一个航天员就因此提前结束航天飞行。有西方记者问我，在太空缺乏性生活时能不能使用性代用品，如在性商店里能够买到的性爱娃娃？我坚决反对这种做法。一个男人如果经常使用这种性代用品，就有可能患上性代用品综合征。如果患上这种病，这个男人就很难恢复正常的性生活，他宁肯跟性爱娃娃做爱也不肯跟自己的老婆做爱。在南极科考队和远航的海员中就发生过这种情况。为什么会发生这种情况？因为厂家可以根据男人的喜好制造出各种性爱娃娃来，包括金发碧眼和白嫩皮肤的"美女"。

关于美国宇航局的太空性实验，俄罗斯女医生说，我们从来不相信美国的同行会在太空做这种实验。我们跟美国宇航局有密切的业务联系，虽然我们与他们没有共同进行太空科学实验，但是我们与他们不断交换信息。因此我绝不相信这种谣言。当然我们在太空曾经进行过性实验，因为我们不能忽视这样一个重要问题。不过我们是用动物在太空做生殖实验，目的是让动物在太空繁殖，以便为长期在太空生活的航天员提供肉食。我们没有用航天员研究在太空如何获得性满足。

俄罗斯女医生的说法是有根据的，她不仅研究过在极端恶劣环境下人的行为变化，

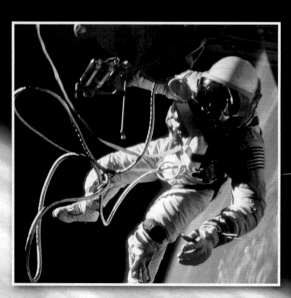

而且还进行过动物实验。她说，看看长期登山的登山队员，她们能不能怀孕呢？当然能。不过不是每个人都能下决心怀孕，也不是每个人都能成功。长期在空气稀薄的高山上生活与长期在太空生活没有多大区别。我们在太空用大鼠进行过很多实验，这些动物在太空失重条件下仍然能找到性伙伴，而且仍然能保持正常的性功能。人为什么不能？要知道干这种事人比大鼠精明得多，人能总结经验，想办法克服失重造成的困难。

俄罗斯女医生也不相信在太

空做爱需要特殊的技术训练。她说，看看西方的一些成人杂志，你会被人们为做爱创造的一些新姿势和新方法所吓倒，对于今天的男女来说，失重不会成为太空做爱的绊脚石。她最后说，大众媒体的宣传误导人们过高估计了生活中性的作用。人们不应该只想着性，而应该多想着爱。只要有了爱，事情就会顺理

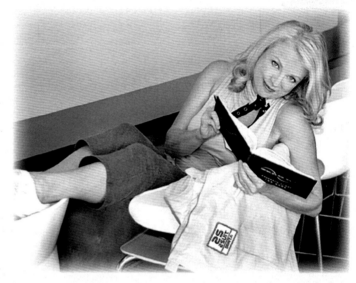

太空性爱服的设计人博塔

成章。如果两人真心相爱，无论是在地面上还是在太空中，没有什么东西能够阻挡他们过和谐而美满的性生活。

最后还要补充一条消息：虽然太空性实验是个悬案，但是已有好心人为航天员设计出"太空性爱服"，可免除太空情侣们在太空失重状态下做爱的不便或困难。这种服装是由两套飞行服组成，穿上以后服装的前面部分可以打开，然后将对方附着在自己身上，合二而一，形成一套两人共穿的宽松服装。服装上有拉链、尼龙搭扣和轻柔的衬里。服装内还有一套调节带，使得服装各个部位的宽松程度可以从里边进行调节，以便将两个人的身体完全贴附在一起。此外服装还有一种快脱功能，里面的人可以将服装快速脱掉，但调节带还保留着，因此两个人还可以维持着原来姿势。

这套性爱服是 2006 年设计出来的，2008 年 9 月在失重状态下首次试穿。试穿后发现，穿上这套服装后两人做爱时身体不会飘移，因此可以完全放松，不必再用手抱住对方或用脚钩住对方，而且只需通过调节带调节，下身可以不必用力。这套服装还有一个优点，就是保护隐私。在未来的火星飞船或是其他航天器上，要想找到一个可供做爱的隐蔽地方并不容易，而有了这套服装，这个问题迎刃而解。太空情侣们穿上这种服装后想什么地方做就什么地方做，完全无后顾之忧。

有意思的是，这套服装的发明人并不是服装设计师，而是一名女演员兼小说家，名叫博塔。2004 年她曾经参加过一次失重飞行，亲身体验过失重，然后头脑里就迸发出设计太空性爱服的构想。最近她又对记者说，她建议将来建造一个太空蜜月宾馆，宾馆内的客房要建成"水晶宫"，房间内充满凉爽的带香味的水滴，专门接待来太空度蜜月的新婚夫妇。

二、太空性学研究

性学又称为性科学，是一门跨学科的研究领域，它应用不同领域的研究方法，包括生物学、医学、心理学、统计学、流行病学和社会学，研究人类的性。性学主要研究人类的性成长、性关系的发展、性交的机制以及性功能障碍等。值得注意的是它也研究特别群体中的性，当然也包括航天员的性。

1989年英国性生理学家莱文发表了一篇关于航天飞行对人类生殖系统影响的研究报告，莱文在报告中分析了太空性科学研究的状况和存在问题。他在报告中说，尽管已经有数十人进行了航天飞行，尽

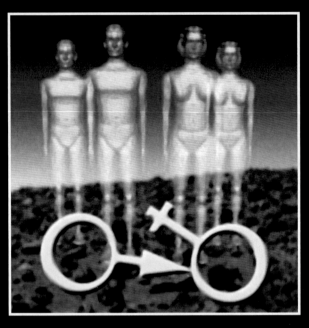

太空性学研究

管积累了很多医学和生理学资料，但是关于航天飞行对人的生殖系统和性行为影响的问题，我们的知识几乎为零。甚至一些最基本的问题都还没有搞清楚。例如虽然都知道航天飞行对人的精子有明显影响，特别是宇宙辐射，但是影响的程度、如何预防和如何治疗等，一无所知。另外，航天员缺乏性生活是否会影响他们的心理和行为，例如是否会因此而产生苦闷，无聊，无精打采，睡眠障碍，疲劳，认知障碍，易怒，敌对情绪，抑郁和人格恶化等心理和行为异常。

1998年美国性学家鲁纳恩发表了一篇系统的研究报告"在长期航天中性学研究的意义"。报告主要阐明人的性如何影响航天任务的成功与失败。另外。该报告还分析了航天飞行对女性的影响，航天中性功能的生物医学研究，在航天计划中性学家的作用，未来太空性学研究的方向，如何在航天飞行中进行性研究，报告还特别提出航天中同性恋的可能性。

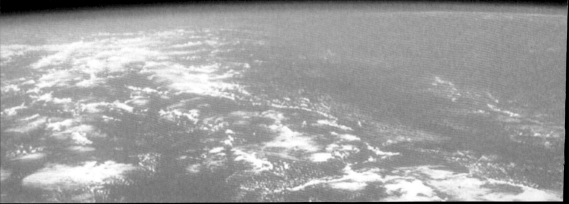

1999 年 9 月，美国宇航局约翰逊航天中心下属的国家航天生物医学研究所召开了一个为期两天的研讨会，会议的议题是"航天飞行中与性有关的问题和女航天员的保健"，会议邀请了美国有关方面的专家和学者。与会者认为，美国从 1978 年开始选女航天员，从 1983 年至今已经有数十名女性上天，同时美国宇航局也进行了一些有关男女航天员性差方面的研究，但为了计划更长期的航天飞行和人类的火星探测，这方面的研究还远远不够。与会专家认为，美国宇航局必需加强对女航天员保健工作的系统研究，特别是在对抗措施、训练、任务安排和保健设备方面，应该优先考虑。下个世纪为了完成更深远的宇宙探测任务，需要男人和女人两方面的才华和能力。

1999 年 11 月，美国卫生部妇女健康办公室、国家科学基金会和美国宇航局等 13 家机构联合组建"性和性差生物学研究委员会"，委员会还下设一个医学研究所。该所主要研究性差及其在生物学上的意义，2001 年研究所出版了一本书《人健康的生物学研究：性的作用》。该书共有 5 章，分别是：每一个细胞都有性；性从子宫内开始；性对人的行为和知觉的影响；性对人的健康的影响；生物性差的未来研究方向。

2002 年 11 月，美国宇航局组织了一个全国性的科研组，研究的课题是"性、太空和环境适应——关于人对变化环境反应中性差的优势"。科研组认为，性差问题已经影响到美国航天任务的成败，宇航局航天员队伍中女性已经占有相当的比例，她们在

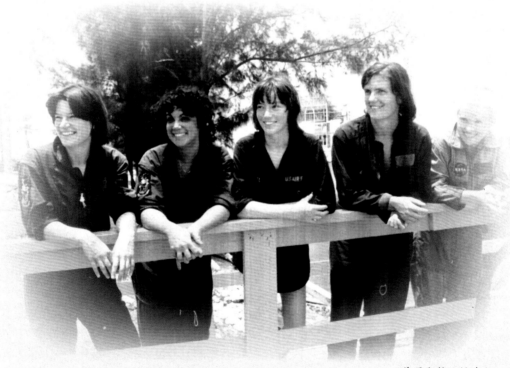

美国女航天候选人

国际空间站和未来的火星探测任务中发挥着重要作用，可是我们对女性在长期航天中的健康、安全和工作能力知之不多。这个科研组由全国顶尖级的科学家组成，并按专业分成6个专题组进行研究：肌肉和骨骼生理学专题组；心血管变化专题组；免疫功能专题组；神经前庭和神经科学专题组；生殖生物学专题组；人的功效和行为专题组。当然这些专题组并不是做普通的生理学或生物学的文献分析，而是从性差的角度进行系统研究，最后出版了一本研究报告。

总而言之，凡是有性的地方就有必要进行性学研究。但是过去由于航天飞行的时间比较短，除了俄罗斯的和平号空间站，航天员在太空停留时间一般只有几周至几个月，因此太空性学研究的必要性没有显现出来。将来如果人类要进行火星探测或在其他天体上生活，这个问题就非常重要，因为它直接关系到航天任务的成败。另外，过去女航天员比较少，进行太空性学研究也比较困难，将来随着女性上天的人数越来越多，也将给太空性学研究创造越来越好的条件。

直到目前为止，已经有49位妇女飞上蓝天，其中43位妇女乘坐美国的航天飞机上天，5位妇女则是乘坐俄罗斯的联盟号飞船上天，另外有一位妇女是两次上天，她第一次乘联盟号飞船，第二次乘航天飞机。在美国宇航局的航天员大队中，女航天员占22%，女航天员的平均年龄是42岁（男航天员是43岁）。另外，80%以上的美国女航天员没有要小孩，她们中大多数人是在职业生涯结束之后才怀上第一胎，因此第一次分娩的平均年龄是41~42岁。美国宇航局明文规定：不允许怀孕的女航天员航天。航天员在航天飞行前都要经过严格的医学检查，一旦发现怀孕，不但取消航天飞行资格，而且也不允许继续进行失重训练，包括中性浮力水池、失重飞机和低压舱内的训练。特别是在中性浮力水池中训练，绝对不允许。因为航天员水下训练的时间都很长，一般需要8个小时以上。医学上认为，孕妇长时间在这种压力变化的环境中停留，会影响胎儿的生长发育。

女航天员要争取到航天的机会并不容易，因此她们尽量将生育的时间往后推。但是妇女年过40再怀孕，不仅容易流产、下一代容易出现遗传缺陷，而且受孕的机会明显下降。医学上认为，妇女最好的生育年龄是在32岁以前，32岁以后受孕的成功率就开始下降。虽然美国宇航局对所有美国航天员的调查统计表明：在航天飞行后的一周时间内，男女航天员的生殖系统是健康的，没有发现明显异常；女航天员在参加载人航天以后，有56人先后怀孕，其中11人在1年内怀孕，17人先后喜得贵子。但是也有40%以上的人流产，9%的人死产，有2个新生儿还患有慢性遗传性疾病。

在未来人类的火星探测和太空殖民中，妇女是一支不可缺少的力量，但是在一个孤立和与世隔绝的环境中，再加上远离亲人和朋友，男女航天员在一起会发生什么事情呢？性学家认为，未来航天员在太空发生性关系是不可避免的。有些人甚至武断地说，虽然今天航天员都公开否认太空中的性，但是发生这种事情是必然的。因为在我们的（西方）文化中，性是无所不在、无处不有，而我们的航天员大都是一些年轻力壮的人，受到良好教育，具有较高的智慧，这种人更容易去体验太空性的快感。不过这种事情

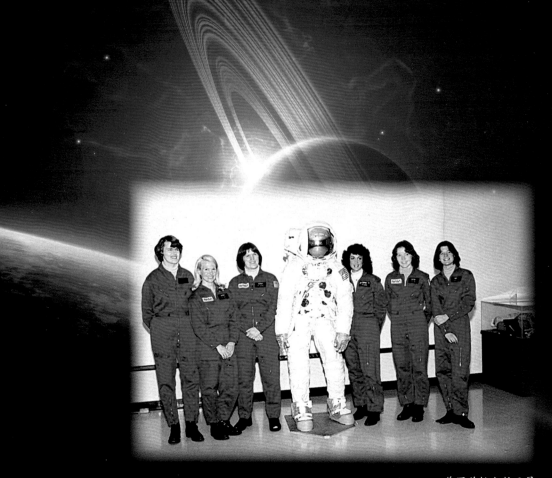

美国首批女航天员

只可意会不可言传，如果公开宣扬出去，不仅有损于航天员的形象和声誉，而且还可能危害国家的航天计划。因此，无论航天员个人或是国家航天局，谈到这个问题时都非常小心谨慎。难怪当年美国和前苏联搞太空竞赛，两国你追我赶，今天创造这个"第一"，明天又创造那个"第一"，可是就偏偏没有人敢称自己在太空中的性创造了"第一"。

目前在西方社会中，性关系相当混乱，如婚外情、一个人有多个性伴侣、甚至集体性淫乱等，这些怪现象又跟传统的一夫一妻制的婚姻并存。因此太空性学家担心，将来如果有大批的人上天，很可能将这些不良风气也带到天上。另外，随着太空旅游业的大力发展，正像地球上的许多旅游城市一样，也会伴随出现卖淫和嫖娼。而且有证据表明，航天飞行环境会影响人体的免疫系统。一旦免疫系统受损，病原体会发生变异，就会形成新的传染病。艾滋病毒和艾滋病也可能出现这种情况。

太空性学家的这些担心不无道理。近来有人披露，在和平号空间站上有一个地方专门放置法国和意大利制作的淫秽录像带，供航天员观看。根据俄罗斯心理学家的建议，在航天员进行长期航天飞行的后期，允许他们看看这些录像带。据说有一个美国航天员登上和平号后曾发现这些东西，他大为惊喜。

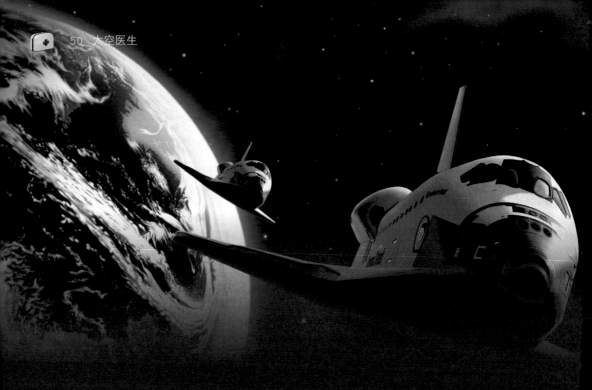

三、太空生殖生理

目前太空医生对太空生殖生理的知识还相当肤浅，为了保证未来人类火星飞行任务的顺利进行，必需开展太空生殖生理学的研究，特别是宇宙辐射对人的生殖系统影响的研究。

对男性而言，精原细胞是人体中对辐射最敏感的细胞。如果辐射暴露水平达到10雷姆（人体伦琴当量），即可导致精子生成减少；如果暴露水平超过50雷姆，则可引起暂时性不育。如果一次大剂量暴露，可导致永久性的无精子症，对这个人来说是严重的危害。如果小剂量长时间暴露，虽然不致命，但可引起不育。不育是一个重要问题，但性腺长期暴露于辐射后产生的遗传变异，后果更为可怕。对于女性而言，女性的卵巢不像男性的睾丸，卵巢的卵母细胞有丝分裂不活跃，而且还拥有酶修复系统，因此卵巢更能耐受辐射导致的遗传效应。但是辐射对卵母细胞的影响是累积性的，如果一次剂量达到300~400拉德，即可从卵巢中消除卵母细胞以及雌激素的生产。如果辐射暴露是分几次进行，则可增加耐受性，卵母细胞可以从积累的辐射损伤中得到一定程度的恢复。美国宇航局正在评估航天飞行对女性生殖系统和排卵功能的影响，对于经过长期航天后还想生育的男女，宇航局准备在飞行前将他们的配子进行冷冻保存。

虽然目前关于航天飞行对人体内分泌系统的影响知之甚少，但有证据表明存在可逆的睾丸功能障碍。另外无论大鼠或人，飞行期间和飞行以后出现睾酮水平明显下降。因为睾酮分泌是由于促黄体激素刺激睾丸的间质细胞所致，因此睾酮水平下降表明人体内分泌系统发生紊乱，精子生成减少。

女航天员通常推迟生育，被认为是反流性行经、子宫内膜异位症和不孕症的致病原因。在地面上很多妇女也有反流性行经，但通常仅限于骨盆。然而在微重力条件下，反流性行经的量可能增加，而且不局限于骨盆，可能扩散到整个腹腔。令人遗憾的是反流性行经至今没有得到系统的研究，不仅如此，航天飞行对女性排卵功能以及月经周期的影响也没有进行过系统研究。在地面上，应激和体育运动可导致无排卵、子宫内膜增生和阴道过度出血；应激和过度的运动还可造成性腺功能减退、雌激素水平降低和闭经。在太空，微重力可能增大这种风险。

男女航天员在很多方面有明显的性差。在航天飞行以后，女航天员因体位性低血压而发生晕厥的可能性比男性航天员要大得多。此外在绝经后的骨矿物质丢失、铁摄入量、肌肉力量和耐力等方面也存在性差，可惜目前尚缺乏统计数据。不过也有一些生理系统性差表现不明显，如对减压病的易感性、药物动力学、免疫功能、对辐射的敏感性和心理适应能力等。但是太空医生又发现，在某些情况下，同性航天员之间在生理反应上的个体差异比异性航天员之间的性差更为明显。

在长期航天中女航天员的存在还提出一个妇科问题，必要时甚至还需要在太空做妇科手术。如果允许女航天员怀孕，需要产科手术的可能性就大得多，例如出现自然流产、异位妊娠和异常出血等。如果在火星或其他天体上停留时间在几年以上，还应该考虑到其他外科疾病，如子宫肌瘤、子宫内膜异位症和功能性子宫出血。当然有些疾病也可以采用非急需的腹腔镜切除术和其他保守疗法。

由于目前航天飞行中绝对不允许女航天员怀孕，因此就应该帮助女航天员选择安全而有效的避孕方法，如宫内避孕器，由各种激素组成的植入性避孕药和口服避孕药。虽然宫内避孕器是一种有效的避孕方法，但一些激素类避孕药也有可取之处。如有的激素可以减少月经量。虽然大多数服用口服避孕药的女性行经周期减少为28天，但也有办法从28天延长至数个月。而且有些激素还能让女航天员在航天飞行期间完全停经。服用口服避孕药还能减轻痛经。服用口服避孕药的妇女卵巢很少会形成囊肿，在地面上这种囊肿有时还会发生扭转或其他并发症。在航天飞行中口服避孕药不仅能有效治疗功能失调性子宫出血或与排卵有关的出血，而且也是治疗雌激素缺乏引起的性腺功能减退和预防骨矿物质丢失的有效手段。在地球上，激素疗法是预防某些年龄段的妇女患骨质疏松症的重要手段，在太空也一样，激素疗法是预防女航天员绝经后钙丢失的重要措施。

如果避孕失败就需要考虑人工流产。在怀孕的早期阶段流产手术相对简单一些。因此在未来的长期航天中和火星飞船上，要准备人工流产所用的医疗器具，如月经提取设备、吸刮用具以及适当的怀孕检测包。因为不怕一万、只怕万一。

从生殖生理学上讲，性反应可视为一系列的血管充血和肌强直导致心理生理上的反应高峰，最后形成性高潮的释放。在人类的性反应周期中，随着性刺激的加强，血液充满阴蒂或阴茎的血管组织以及身体的其他部位，同时肌肉张力也增强。这通常还伴随着呼吸加快和新陈代谢的加强。性高潮的释放，通常被认为是血管充血和肌肉紧张达到顶点，这是一种突发性的、有节奏的、反射性的能量释放，然后全身放松。

在太空失重状态下最明显的生理变化就是体液转移，主要是血液转移。这些体液或血液从下肢转移到胸腔和头部。心血管和血液系统的这种变化必然引起航天员性反应周期的改变。据航天员反映，在太空失重条件下阴茎仍然能够勃起，但勃起的质量如何还不得而知。另外女性的阴蒂能否勃起以及阴道润滑的情况如何也不清楚，不过从理论上推测，可能跟男性一样。美国宇航局可能对航天员的睡眠情况进行监测。人们可以想象，当男女航天员睡在床上时，他们生殖器的反应可能跟飞行前的经历不同。如果长期停留在太空，在刺激和兴奋的阶段，男性阴茎勃起可能不会感到像在地面上那样强硬。虽然也会有呼吸增加、过度换气、血压上升和心率加快，最后达到性高潮，但可能需要更多的努力，完事后可能感到更加疲劳。对女性，阴蒂勃起和阴道润滑很可能出现同样的情况。

这种性反应随年龄而变化，特别是随着女性年龄的增长，性反应明显下降。性反应的这种变化可能影响火星航天员的选拔。年纪较大一些的人一般被认为是火星航天员的首选对象，因为在飞往火星的途中，可能会遭遇到更强烈的宇宙辐射，而辐射效应通常是在多年以后才表现出来。当辐射效应表现出来时，这些航天员可能已经到了晚年，她们早已结婚生子，不必像年轻航天员一样，担心辐射对生育和下一代的影响。

有些太空医生建议，性活动应该成为航天员太空体育锻炼计划的一部分，航天员为了保持身心健康和性功能的正常，可能乐意主动地和规律地去做这种活动。不过如果在地面上患有性功能障碍的男女，到太空后这种障碍可能更为严重。科学家曾经对4名男性航天员飞行前、中、后激素分泌进行测量，发现睾酮减少，并损伤航天员的性腺功能。与飞行前相比，男性航天员在飞行中和飞行后，随着睾酮水平的降低，性欲明显减退。不过返回地面后睾酮水平会很快恢复，但要恢复到正常水平至少需要两周时间。

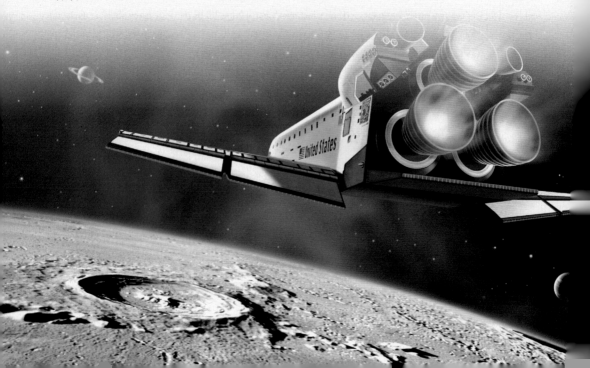

四、类似环境中的性

与太空类似的环境很多，但人们首先想到的还是南极探险。对于太空医生来说，航天员在太空长期生活中有关性的问题，多半还只是一种猜测，而利用南极科考队的资料，这种猜测就可能得到旁证。因此从某种意义上说，南极科考队是太空性问题理想的"地面模拟"。

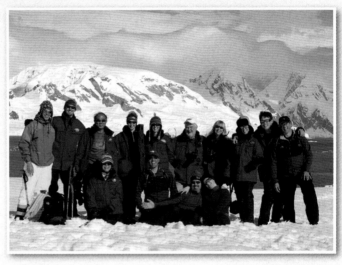

国外南极科考队员

早期的南极科考队也是清一色的男性。1984 年出现了一支完全由妇女组成的科考队，自此以后妇女开始出现在科考队中，可惜始终是占少数。目前女性在科考队中的比例是 25%~40%，夏季的比例高，冬季的比例少，不过仍有一些科考队不包括女性。

2001 年一位名叫伯恩斯的澳大利亚南极女科考队员，先后采访了 130 名澳大利亚妇女，这些人在上世纪 60~90 年代期间曾经在南极科考队工作过。她主要了解这些妇女在南极科考队面临的困难和科考工作对她们家庭生活的影响。她发现，尽管澳大利亚与南极之间有很好的通信联系，但是她们要与家人分居 12~15 个月，特别是不能照看孩子，而科考队的工作又紧张繁忙，这些对一个妇女来说是很不容易的。不过她又发现，这些妇女在南极可能与男性科考队员会建立一种新的关系，因为在南极这种恶劣环境下要想生存下去，男女更需要团结互助、互相关心和互相依存。这种新的关系有时很难跟她们的家人解释清楚。

南极建有各个国家的科考站，因而汇集了不同的语言文化、宗教信仰和风俗习惯，这些东西可能互相影响和互相交融，包括对性的态度。例如有一个南极站有一种裸体活动仪式，每年举行一次，时间正值隆冬季节，气温在零下 73℃左右。这时科考队员修建一个桑拿浴室，里面温度最高可达 93℃。队员们裸体坐在桑拿浴室中，直到大汗淋漓，然后快速跑到室外，跑出 100 米左右，或者跳入冰水中，再迅速返回室内。这时他们身上的汗水结成一层冰。有意思的是，参加裸体活动仪式的队员不仅有男性也有女性。

1985 年美国宇航局为国际空间站计划在南极进行了一次模拟研究，主要研究性的作用。研究发现，有些科考站男女队员之间存在着一种暧昧关系，如果女队员在这种暖昧关系中是专一的，不随便更换性伴侣，不到处张扬这种关系，这个科考站还是和睦的。在这种情况下，如果某个男队员没有性伴侣，他会感到不安，并会妒嫉其他与女队员发生性关系的男同事。男队员常常对女队员评头品足，女队员常常听到一些流言蜚语。女队员要学会妥善处理这些事情。

在科考站滥交是不多见的，否则就会产生不好的影响。在冬季科考期间，一名女队员通常只有一个性伴侣。高级队员一般是选择初级队员。女队员一旦选择了自己的相好，男队员一般都尊重女队员的选择。女队员选择的性伴侣如果是科考队的领导，处理这种关系就比较微妙。因为这种关系一旦破裂，其他队员往往将责任归咎于队的领导。太空医生建议，担任载人航天任务的领导一定要记住这条经验，千万不要跟下

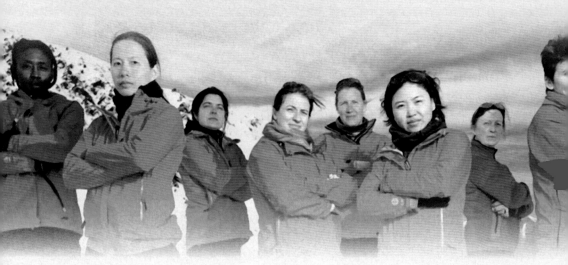

国外南极科考队女队员

属搞对象，否则你就没有办法再做下属的工作。科学家还发现一种"南极皇后综合征"现象，就是由于科考队男多女少，有个别女队员作风轻浮，跟很多男队员调情，卖弄风骚，玩弄男性，搞得科考队内部很不团结。不过这是一种特殊情况，并不多见。

澳大利亚南极女科考队员伯恩斯说，南极女科考队员容易与男队员发生性关系有两个原因：其一是她们想体验在南极这种环境下男女的特殊亲密关系；其二是为了缓解工作上的紧张和压力。对于已婚妇女而言，发生这种关系以后她们可能害怕对方留守家中的妻子会作出某种激烈反应。

不过科学家指出，科考队中有女队员在一起工作还是利大于弊。在任何地方，凡是男女在一起工作的团队其效率一定超过完全是男性的团队。最典型的是军队，军队中如果有女兵，这个队伍中打架斗殴和违反纪律现象会减少许多，而搞对象和怀孕的

情况并不如想象的那样多。总之，团队中女性的存在会使男性的行为举止更检点和文明。太空医生认为，在未来的长期航天飞行中，航天机组的组成也要考虑这些情况，女航天员的存在有利有弊，结果可能还是利大于弊。科学家还认为，在组建未来火星探测的航天机组时，如果是男女混合机组，同样会遇到上述情况，不过问题可能比南极科考队更为复杂。当然南极和太空毕竟是两种不同的环境，要很好分析火星飞行的特点，根据特点采取适当措施，将不利情况减到最少。

在南极科考人员中，没有发现性骚扰、强奸和卖淫的情况，但是淫秽出版物不少。据说在美国站的墙壁上曾经贴满了裸体照片。花花公子杂志等色情刊物也可买到。在上世纪80年代以前，女队员较少，这种情况随处可见。后来女队员多了，裸体照片从公共场所消失，但非公共场所仍照挂不误。80年代后期和90年代初期，开展了一场反淫秽出版物的女权运动，各个科考站内的淫秽出版物才基本消失。

女科考队员怀孕了怎么办？有报告说，美国和澳大利亚科考队里都发生过女队员怀孕事件。按照规定，凡是怀孕，女方立即遭返回国，但男方仍留在科考队。对这条规定的解释是，因发生性关系而导致怀孕的行为不必受到谴责，怀孕的女队员由于医学上的原因不适合继续留在这种恶劣环境中工作。另外，在澳大利亚站内还有专门的婴儿孵化器，如果孕妇来不及撤离，也可就地分娩。但堕胎是不可能做的，由于涉及到法律责任问题。虽然这里男女性关系很随便，但怀孕还属个别现象，因为到处都有出售避孕套的自动售货机。

这一点对太空医生来说是一个重要提示：将来在火星飞船或其他长期载人航天器上，千万别忘记安装自动取套机，给太空情侣们方便地提供避孕套，否则女航天员一旦怀孕，她们是绝对不可能撤回地球的。

各国的科考队员在来南极之前都经过体格检查，因此一般传染病不会被带到这里。2002年，联合国艾滋病规划署曾对南极进行过一次流行病评估，认为艾滋病毒和艾滋病似乎还没有达到这里。虽然许多科考队员感染过性病，但性病还没有在南极流行开来。不过由于到南极来的人很多也很杂，不可能对所有人都进行筛选，因此就性病的传染来说南极并不是安全之地。科学家认为，极区环境可能会降低人体的免疫反应，其中应激是一个重要因素。由于应激，男性航天员在太空会发生性功能障碍，但在南极科考队员中尚无类似报告。

到南极来做科考工作的人中也有一些是夫妻，不过极区环境并没有增强他们的夫妻感情，反而导致婚姻破裂，甚至一些多年的夫妻也不例外。这种现象无论是在大的科考站或是在小的科考站都曾经发生过。

太空紧急救援

　　俗话说"天有不测风云，人有旦夕祸福"，航天员也不例外。其实载人航天是一种风险极大的工作，从发射、入轨、在轨道上运行、再入大气和返回着陆，随时随地都有可能发生危险。将来如果飞往月球或火星，危险性更大。载人航天的这种危险，轻则航天员受伤生病，重则危及生命安全。太空紧急救援就是在发生这种情况时航天管理部门采取的一种救助措施。

　　太空紧急救援包括广泛的内容：发射场上的紧急救援、着陆场上的紧急救援、在月球或火星上的紧急救援、航天员的搜寻和营救、太空急诊医学、航天员的康复和死亡等。不过从太空医生的角度，我们这里只重点介绍太空急诊医学、太空外科手术和航天员意外死亡等有关内容。

火星航天员居住舱

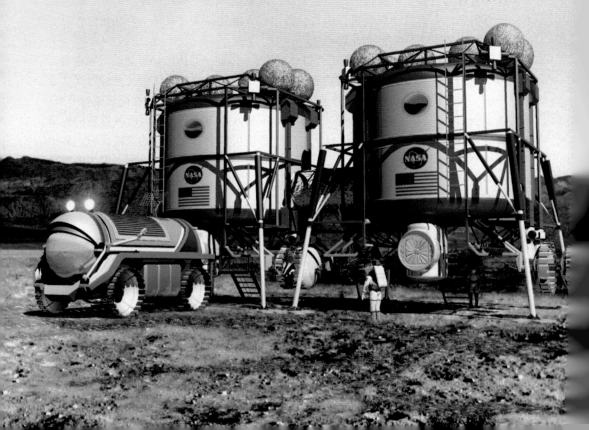

一、航天飞机发射时的紧急救援

美国航天飞机倒计时刚开始，在肯尼迪航天中心 39B 号发射塔上的 7 名航天员坐在轨道器里等待发射，跟他们一起在发射塔上的还有航天中心的清场队员，这是撤离发射塔的最后一批人。他们的任务是协助航天员穿好航天服，并将航天服上的管线连接到轨道器的相关设备上。他们也是 7 个人，对航天员进行一对一的服务。与此同时，在距离发射塔 1.5 千米的地方停放着两辆装甲运兵车，每辆车内有 7 名经过专门训练的救援队员，他们身穿银色工装，背上背着专门设计的液体空气包。他们在发射前 6 小时就整装待命。他们是航天救援队的一部分。在倒计时开始以后，还容许留在发射塔上和在发射塔附近停留的就是这 28 个人。

突然，发射控制中心通知航天救援队的指挥，说是发射塔上发生了严重事故。这时两辆装甲运兵车立即启动，迅速驶向发射塔，其中一辆直接驶向 39B 号发射塔，另一辆则驶到一个顶部有土覆盖的掩体附近。这时救援队员还不知道到底发生了什么事情。当他们遇到航天员和清场队员时，他们才发现大火正在燃烧着，航天员和清场队员面临吸入大量有毒烟雾的危险，而且随时可能发生爆炸。一旦爆炸，发射塔上和发射塔附近的所有人不是被炸死就是被严重炸伤。这时发射塔的自动喷水灭火系统正在向火灾区域喷水，雾气弥漫，能见度极差。

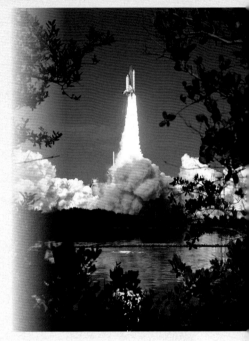

航天飞机发射升空

速度是关键。经过良好训练的救援队员迅速进入航天飞机，他们每个人都知道自己要去航天飞机的什么地方，要完成什么任务。丧失行动能力的航天员被一个一个抬出舱门。不幸只发现 4 名航天员，因此救援队员必须马上找到其余的 3 名航天员和跟他们在一起的清场队员。很快，7 名受伤的或丧失意识的航天员全被找到，而且 7 名清场队员也被找到，救援队员用轮椅迅速将他们搬运至滑索舱附近，首先将两名伤势比较重的航天员搬进滑索舱，一名救援队员也跟着进入滑索舱，然后放下滑索舱，下滑到发射塔底部的掩

挑战者号航天飞机发射过程中发生爆炸

体附近。接着第二辆装有航天员和救援队员的滑索舱也跟着滑下来。总共有 7 辆滑索舱，发射塔上 21 人很快全部下滑到地面并进入防护掩体中。

说到这里，紧急救援遇险航天员的任务圆满结束。不过这是一次救援航天员的模拟演练，有惊无险。但是每一次航天飞机发射，航天救援队都面临着这样的考验。毕竟载人航天是一种高风险的事业，航天飞机已经发生过两起重大事故，无论是航天员或是地面工作人员都像是坐在一个装满烈性炸药的炸药桶上，随时都有爆炸的危险。因此每一次航天飞机发射，宇航局要求每一个参加发射的人都要清楚地知道，一旦发生严重事故或故障，自己将如何采取行动。

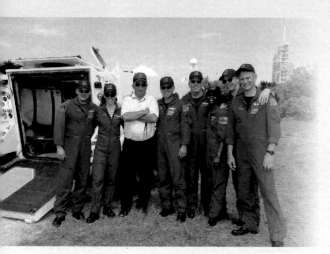

美国肯尼迪航天中心的救援队员

航天飞机发射以后一旦发生终止飞行或完成飞行任务后返回着陆，也要启动这样的紧急救援程序。宇航局还要求，在发射前两小时救援队就必须处于待命状态，他们的任务是以航天飞机为中心，在方圆 40 千米的范围内搜寻和救援航天员。超出这个范围则由美国国防部负责。

救援队员每人配备两套个人防护服和一种可在陆地和水下使用的自给式呼吸器。如果有必要，空军直升机将迅速运送他们到事故现场。如果直升机不能降落或者航天飞机是在水上，救援队员则用绳索从直升机上下来，当然也可以步行或乘坐充气筏到现场。到达现场后，救援队员要设法打开航天飞机顶部的舱门，爬进航天飞机座舱内，将航天员从座椅上解脱下来，然后再将他们搬出航天飞机座舱。被搬下来的负伤航天员则由直升机直接送往当地的医疗中心救治。

航天救援队的队长名叫乔治·贺佳德，他在肯尼迪航天中心已经工作了 35 年，从阿波罗 11 号开始就一直负责航天员的救援训练，至今已经训练过 200 多名航天救援员。今年已经是 66 岁的他，仍然是救援队的顶梁柱。不过按照宇航局的规定，他每年还要像年轻队员一样通过体检和身体反应灵活度测试。

在航天飞机发射和返回着陆过程中由于火灾而致航天员负伤只是一种情况，其他可能致航天员负伤的原因还有化学物质中毒、爆炸、坠机、低温和减压等。而且除了航天员容易受到伤害外，地面工作人员也常常受到伤害。据调查，在航天飞机座舱内大约有 400 多种化学物质在高浓度时都可能致人中毒。从 1981 年以来，美国宇航局先后发生过 1200 起人员中毒伤亡事故，其中包括 1981 年两名肯尼迪航天中心的工作人员窒息死亡事故，1994 年约翰逊航天中心的 80 名工作人员的中毒事故。

航天员负伤以后要想不靠救援人员帮助自己从航天飞机座舱中爬出来是不可能的。特别是经过长期航天飞行后，航天员一般都会出现肌肉萎缩，在正常情况下有些航天员还需要用担架抬出来，更何况是在身体负伤的情况下。另外，航天飞机的燃料大都是剧毒物质，救援人员需要身穿特制的防护服才能接近，否则很容易中毒。因

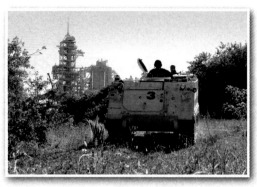

救援航天员用的装甲运兵车

此如果出现燃料泄漏，除了等待救援人员来救援外，航天员一般是不能自行离开座舱的。

航天员被送到当地的医疗救治中心后，救援队员必须首先帮航天员脱掉身上的航天服。这种航天服属于舱内航天服，重36千克，衣裤连在一起，能防火。航天服下面是液冷通风服，液冷通风服的下面还有衬衣。救援队员到达现场后必须在20分钟内将航天员穿的航天服和液冷通风服脱掉。不过在这种情况下脱掉航天服并不是一件容易的事情。他们首先应该做的是打开头盔面罩，然后帮航天员脱掉头盔和通讯帽。但如果情况紧急，航天员出现呼吸困难，需要对航天员立即实施外科环甲膜切开术时，则可用刀在颈部将头盔与服装的连接部切开，将航天员的颈部暴露出来，以便实施手术。在这种情况下要将航天头盔脱掉更为困难，一般需要3名救援队员共同努力才能办到。

在紧急情况下脱航天服的过程实际上是用刀切割航天服的过程。因为航天服上有许多管线和金属结构，一般不能随意切割，而应该根据医疗救治或手术的需要来确定切割的部位和切口的大小。最常用的切割方法是沿锁骨从左至右横切一刀，然后沿胸廓两侧往下切，一直切到两侧的髂骨结节。切割完后，航天服前胸部位即可整块向下翻下来，从而将航天员的胸部和腹部完全暴露出来，这样就便于医生检查和手术。至于服装四肢部位的切割就比较简单，只需沿着肢体的长轴从上往下切开即可。

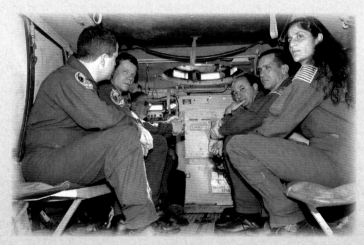

救援队员在装甲运兵车内整装待发

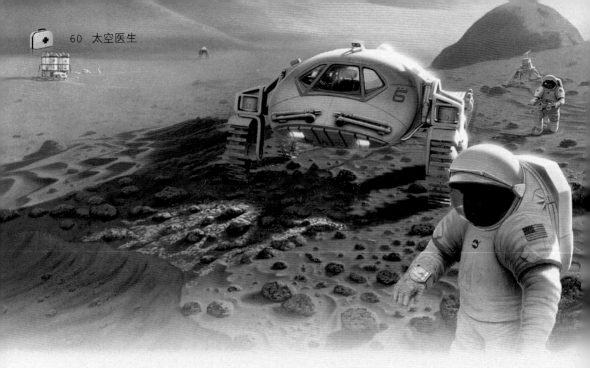

火星航天员和火星车

二、火星上的紧急救援

两名火星航天员坐在火星车上。这是一辆敞蓬吉普车式的火星车，他们正在向距离火星主营地以西 40 千米的一个偏远营地驶去。这是一次常规出行，自从着陆火星以来他们已经进行过十几次这样的出行，他们还准备在这个偏远营地上待上几天，晚上在一种充气式帐篷里过夜。

但是在快要到达偏远营地之前，他们被探测队长紧急召回，说是地球的监控中心发来警告，火星第二天早晨 8 点至上午 10 点有太阳耀斑。这意味着会出现危险的宇宙辐射。由于主营地有足够厚度的防辐射屏蔽，而偏远营地没有，因此两名航天员必须返回主营地。

两名航天员中，一人是这次任务的组长，是名女性，另一人是组员兼医生。接到命令后他们立即调转车头，赶紧往主营地驶去。他们沿着来时的轮胎印往回行驶，这时天色已晚，虽然打开车灯，但光线仍不太好，大约在离主营地还有 16 千米的地方，他们无意中错过了一个转弯，结果连人带车掉进一个深谷中，任务组长被抛出车外，而医生被压在车下。

通过无线电中继卫星传来的求救信息，主营地很快得知翻车事故。队长及时派遣由 2 名航天员组成的救援队。此时主营地只剩下 2 名航天员，他们的任务是做好迎接受伤航天员的准备。救援队原计划到达出事地点后，将火星车修好，然后将受伤航天员拉回来。但当他们到达事故现场后，发现事情比他们想象的严重得多。任务组长的头盔已被摔裂，额头被擦伤并且还在流血，她已分不清方向。她说记得自己曾呕吐过两次、胸部还在剧烈疼痛、肋骨可能已经骨折。医生的情况更糟，还被困在车底下，显然胸部严重受伤。此外，他的航天服的两条裤腿被撕裂，气密层破损，出现几处小的漏气。

翻车以后，任务组长吃力地爬到医生跟前，用一条带子帮他绑住腿，并用胶带将服装上的漏洞补上，以便在服装的躯干部维持一定的压力。但是这样一来，他的两条腿就不得不暴露在低压和寒冷中几个小时。救援队到达时医生还处于昏迷状态，救援人员用救生袋将他裹起来，让他躺在火星车的后排。任务组长迷迷糊糊地坐在火星车前排的一个座位上。由于火星车只能乘坐4人，医生占用了两个位置，因此一名女救援队员只好步行返回主营地。好在路途不远，只有十几千米。等这辆火星车将伤员送回主营地后，再回来接她。

地球上地面控制中心的工作人员观看了两名受伤的航天员和他们的救援者进入主营地，或者更确切地说，他们是在4分钟前回到主营地。由于是低重力环境，救援人员抬着昏迷不醒的医生时，显得笨手笨脚、动作很不协调。一直留在主营地的两名航天员已经为伤员准备好急救包和手术台，两名航天员中有一人是火星探险队的候补医生，他首先为航天员剪开航天服，然后检查伤员的伤口，并向地面控制中心报告：血压130/88，脉搏80，呼吸14，两侧瞳孔和对光反射正常。他剪开航天服裤腿后，发现双腿轻度冻伤，右侧小腿上粘有一些火星土壤，没有出血，也没有坏疽迹象，不过两侧大腿明显肿胀，右腿已经骨折，他用夹板将它固定住。做完这些事情后，这位候补医生问地面控制中心：伤员仍处于昏迷状态，下一步我该怎么办？地面控制中心的医学专家提供了一套全面的处置方案。

这时步行回主营地的女救援队员还没有回来。她一瘸一拐地走着。她告诉队长，她的航天服出了问题，右侧膝关节被磨破了，可能磨出血，但她还能坚持走回营地。队长担心她在野外会接受到过多的宇宙辐射，准备派一辆火星车去接她回来。该派谁去？队长请示地面控制中心。但女救援队员坚持："不要派人来，我会自己回家。我

火星航天员、火星车和火星营地

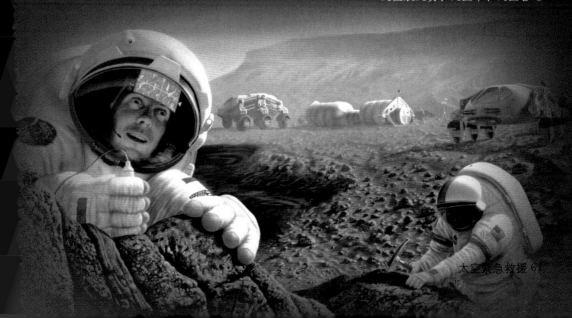

虽然跌倒两次，但仍站起来，我没有问题。"声音停顿了一下，接着她又轻声地说："不过如果方便的话，派辆火星车来也可以，因为我的服装上的氧气表显示，我的氧气消耗太多，可能不够供我走回营地。"

突然候补医生报告：伤员病情恶化，血压急剧下降，脉搏和呼吸微弱，可能需要马上手术。地面控制中心内的气氛也随之紧张起来。在巨大的电视屏幕上显示，失去知觉的航天员一动不动地躺在手术台上，兼职医生茫然地看着伤员，不知所措。其他航天员则在紧张地翻阅着《火星探险医疗急救手册》，希望从中能找到处理伤员的具体措施和办法。更为糟糕的是，地面控制中心的医学专家和工程技术人员也束手无策，他们没法采取任何行动，因为伤员是在火星上。由于信息不是实时传递，现在电视屏幕上所看到的情景是 20 分钟以前的，如果专家们打算给他们提出建议，他们可能需要20 分钟来分析情况、商讨对策和统一认识，另外还需要 20 分钟来将他们的建议传输到火星上，这样一来一去至少需要 60 分钟。总而言之，等地面的信息传到火星上时，为时已晚，真是"黄瓜菜都凉了"。

……… …… …… ……

上述这些不是一般的虚构场景，而是一次真实的演习。这是 1997 年底在美国德克萨斯医学院航空航天医学中心会议上举行的一次航天员医疗急救模拟演习。模拟演习地点是休斯顿自然科学博物馆内航天飞行大厅。大厅内安装有真实的控制台、小型摄像机和数据屏幕。大厅隔壁房间还有各种科研仪器、航天服模型、电视摄像机和其他火星探测设备。每个模拟演习的参加者都有一本《火星探险模拟演习手册》，书中有各种背景资料，如火星表面环境、火星探测基础设施、火星机组人员的医疗档案和一些关键数据。这次模拟演习的主持人说，人类的火星探险可能还要等几十年，但是火星上航天员的医疗急救现在就应该提到日程上来。航天医学过去只注重失重的生理影响问题，将来人类到火星上，应该更注重临床医学问题，特别是航天员的医疗急救。

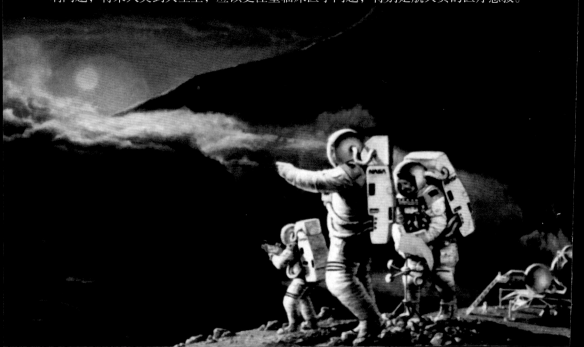

三、航天员太空负伤的原因

载人航天的恶劣环境和巨大风险使得航天飞行中的事故和故障屡见不鲜。据统计，几乎每一次航天飞行，无论是载人飞船、航天飞机或是空间站，上面的零部件都会发生一个或多个失灵或故障，不过这些都是小故障，因此不会造成终止飞行或人员伤亡。当然也有少数严重故障，造成机毁人亡的重大事故。航天飞行中也有一些事故会造成航天员的伤亡，造成这种伤亡的原因按其发生的频率主要是：化学毒物中毒、火灾、爆炸、冲击损伤、低温、减压和宇宙辐射。

1.化学毒物中毒

根据国外载人航天的经验，化学毒物中毒是导致航天员受伤的主要原因。载人飞船、空间站或是航天飞机座舱内都是人工大气，这种大气并不清洁，里面经常有各种有毒化学成分。研究人员发现，在航天飞机座舱大气中大约有400种这样的化学物质，不过由于浓度很低，因此未对航天员造成危害。

化学毒物中毒最常见的还是发射场上发生的火箭燃料泄漏。从1981年以来，在美国肯尼迪航天中心大约发生过1200起这样的事故，最严重的是1981年的一起事故，导致两名发射场工作人员丧生。1994年约翰逊航天中心又发生一起这样的事故，由于大量四氧化氮泄漏，导致80名工作人员中毒，同时在休斯敦的上空升起一片棕红色化学蒸汽云。化学毒物中毒事故不仅见于发射场的工作人员，在太空飞行的航天员也不例外。1975年，阿波罗—联盟号在返回着陆过程中，三名航天员由于吸入四氧化氮和甲基肼，尽管他们及时戴上了氧气面罩，但是仍然患上吸入性肺炎，还并发肺水肿。自航天飞机飞行以来，至少发生过6起氢氧化锂事故，由于氢氧化锂释放而致航天员眼睛受刺激，此外还有由于氨气和甲醛释放而引起航天员恶心的事故。

肯尼迪航天中心最常见的毒性化学物质有两类：自燃的火箭燃料和非

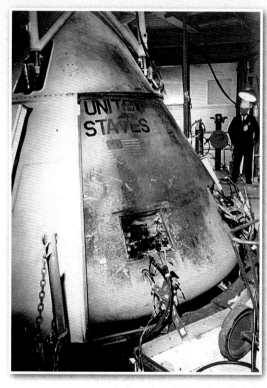

火灾后的阿波罗 1 号飞船残骸

自燃的化学物质。自燃的火箭燃料主要是肼类和氧化剂，肼类如偏二甲肼、一甲基肼和肼等，氧化剂主要是四氧化氮。两种物质一旦结合就能燃烧。肼是一种无色无味的液体，有腐蚀性，能烧伤人的眼睛和皮肤，大量吸入能致死。人体接触到这种物质后，一般12小时候出现症状：心血管系统出现低血压；呼吸系统可能出现咳嗽、呼吸困难、呼吸道刺激、肺水肿，严重者可能出现肺功能衰竭；中枢神经系统出现头疼、眩晕、昏迷和肌肉痉挛等；消化系统出现恶心、呕吐和吐血；此外还有皮肤烧伤、皮炎和肝肾损伤等。四氧化氮中毒一般在5~12小时出现症状：心血管系统主要是心率加快或减慢；呼吸系统出现咳嗽、呼吸困难、肺水肿、肺炎、肺功能衰竭，如果出现严重的呼吸道痉挛，可立即致死；中枢神经系统出现头疼、眩晕、昏迷、嗜睡和意识丧失；消化系统出现恶心、呕吐和消化道黏膜烧伤；血液系统出现高铁血红蛋白血症。

在肯尼迪航天中心，非自燃化学物质的毒性不如火箭燃料那样大，但这种物质种类繁多，至少有17000种，而且也能引起人体损伤。最常见的非自燃化学物质有：用作制冷剂的无水氨，用作废水消毒的氯，灭火剂，氦气、氢气、液氢、液氧和液氮等。

2. 火灾

从美国阿波罗1号飞船在试验台上失火和三名航天员被活活烧死以来，火灾一直是造成航天员伤亡的重要原因。虽然自阿波罗1号事故后所有载人飞船和航天飞机座舱都由纯氧大气改为氮氧混合大气，从而大大减少了发生火灾的危险，但是1977年前苏联的和平号空间站上又发生由于产氧装置故障而引发的火灾，这场火灾几乎让航天员打算放弃这个事故频频的老旧空间站。总之，在一个狭小的空间内发生火灾，无论是载人飞船、航天飞机或是空间站，乘员能逃生的希望都渺茫。美国舱内航天服表面虽然使用了阻燃材料，但如果舱内发生大火，航天员也没有生还的可能。

3. 爆炸

一架价值20亿美元的航天飞机是一个极为复杂的巨系统，里面有3500个重要的分系统和250万个零部件。只要其中的一个分系统或零部件失灵，就可能导致重大事故。

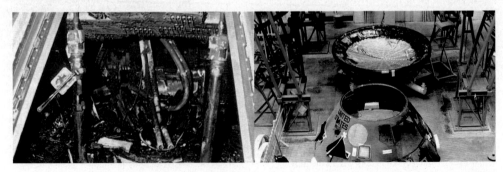

火灾后的阿波罗1号飞船残骸　　　　　　火灾后的阿波罗1号飞船残骸

航天飞机就像一枚可以飞行的巨型炸弹，飞机上的三台主发动机可产生 54 万公斤的推力，使用的是 704 吨容易挥发的液氢和液氧；它的两个固体火箭助推器可产生 300 万公斤的推力，相当于 35 架波音 747 飞机起飞的推力，两个助推器每秒钟要烧掉 5 吨燃料，连续燃烧 2 分零 5 秒，而且一旦点火就无法再关闭，燃烧时的温度高达 3371℃，燃烧火焰长达 15 米。这是一个高度危险的随时都可能爆炸的系统，一旦发生爆炸，航天员和地面发射人员都将无一生还。

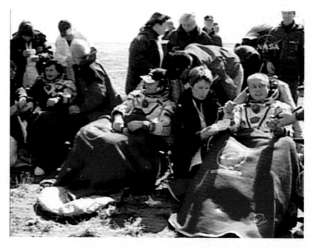

乘载航天员的联盟 TMA-13 飞船返回舱着陆

4. 冲击

载人航天最危险的两个阶段是起飞和着陆，航天飞机起飞时容易发生爆炸，而载人飞船令人担心的是着陆。联盟号飞船号称是世界上最安全的飞船，不过着陆事故频频发生。1967 年，联盟 -1 号在返回时由于降落伞失灵，飞船硬着陆，航天员当场死亡；1980 年，联盟 -36 号也发生硬着陆，当时的冲击力到达 30G；2003 年，联盟 TMA-1 号飞船载着国际空间站的三名航天员返回地球，由于着陆系统发生故障，飞船返回舱在距离预定点 440 千米的地方着陆，航天员所承受的着陆冲击力是正常的 8 倍；2008 年，

乘载航天员的联盟 TMA-14 飞船返回舱着陆

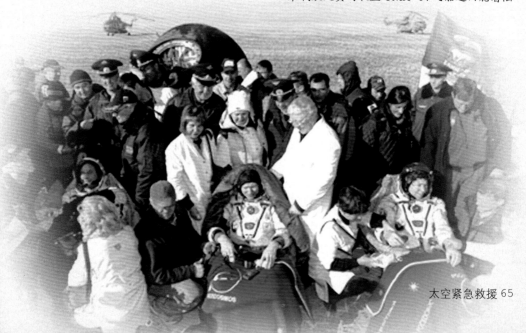

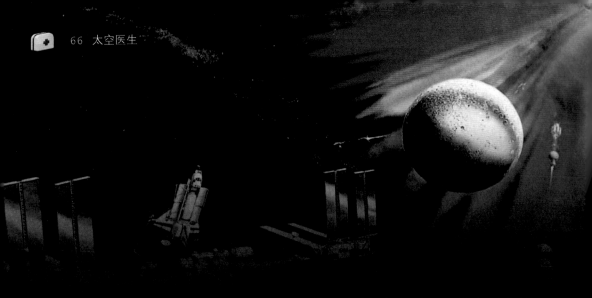

载着韩国首名女航天员李素妍的联盟 TMA-11 号，返回着陆时又发生小故障，返回舱偏离预定着陆点 420 千米，李素妍受到 10G 的着陆冲击力，致使她脊柱受损。

5. 低温

　　航天飞机使用的燃料是液氢和液氧，液氢的温度是 –253℃，液氧的温度是 –183℃，如果人体接触到这种液体，即可导致体温过低。另外，用作制冷剂的无水氨也能引起体温过低。不过载人航天中最常见的低温还是在太空，由于缺乏空气对流传热，太空中的物体在背阳的一面温度可低至 3K，即 –270℃。如果航天员不穿航天服，在这种温度下一分钟也活不成。月球上昼夜温差很大，月球上的夜晚，温度可降低到 –183℃。当月球被地球遮住时，温度会更低。火星赤道附近，白天温度可以达到 20℃，夜间会骤然降低到 –80℃左右。火星两极的温度更低，最低可以达到 – 139℃。

6. 快速减压

　　快速减压可致减压病。这是一种因周围气压降低促使溶解于血液或组织中的气体形成气泡所致的疾病，常见的特征是疼痛和神经系统症状，如感觉异常、眩晕、四肢无力或麻木，重者可有偏瘫。此外个别人还会出现气哽，深吸气或吸烟时出现胸骨下不适或咳嗽。在载人航天中快速减压是一种严重情况。1971 年，联盟 –11 号飞船在返回着陆过程中由于返回舱的压力阀门被震开，密封性能被破坏，舱内空气泄漏形成快速减压，致使三名航天员因急性缺氧、体液沸腾而死亡。

7. 辐射

　　在载人航天中的辐射主要是宇宙辐射，此外也可能有其他辐射，如美国航天飞机货舱内曾经装载有核反应堆的卫星。辐射是威胁航天员生命的重要杀手，如果在短时间内全身遭到 100 雷姆以上的大剂量照射，即可患放射病；如果照射剂量在 400 雷姆以上，而且又没有采取有效的医疗救治措施，这种人有 50% 的可能在 60 天内死亡；如果照射剂量是在 600 雷姆以上，则几周内必死无疑。

四、太空急症的非手术疗法

太空没有急诊室，但是当航天员在太空负伤或患急症时，航天机组成员中经过急诊培训的航天员应利用现有的条件对负伤或生病的航天员进行救治。一般来讲，无论是在空间站上或是在月球和火星基地上，都配备有专门的急诊设备，以备不时之需。急诊处理的原则首先是救命，在太空对航天员的急诊处理也不例外，具体的处理措施如下：

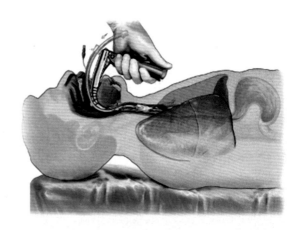

气管插管

1. 清除化学毒物

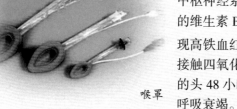

喉罩

无论是航天员或是地面工作人员，一旦接触化学毒物而引起中毒，首先就是清除掉这种毒物，具体做法是先脱掉受污染的衣服，然后清洗身上；其次是给患者吸高浓度氧和补充生理盐水；如果是接触肼类物质，为预防出现上述心血管系统、呼吸系统、中枢神经系统和消化系统的症状，可以给患者服用大剂量的维生素 B_6，如果出现上述症状，则服用安定药，如果出现高铁血红蛋白血症，则应给予四亚甲基蓝溶液。如果是接触四氧化氮，则给予琥钠甲强龙。在患者接触化学毒物的头 48 小时内，应对患者进行密切观察，防止肺水肿和呼吸衰竭。

2. 确保呼吸道通畅

对于一般的太空伤员，急救工作的第一步是确保呼吸道通畅，因此有时需要给患者进行气管插管、气管切开或喉罩置入。在做完这种手术后如有条件还应该做一下胸部超声检查，以确定插管的位置是否正确。太空医生在抛物线飞行和失重水池中曾经进行过气管插管、气管切开和喉罩置入的模拟手术，发现在失重条件下做这种小手术是可能的，不过做气管插管的成功率是85%~90%。相比之下，喉罩置入比较简便，而且在模拟失

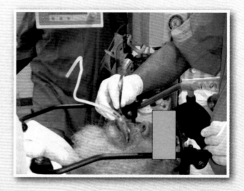

医生给病人做喉罩置入

重条件下的成功率是百分之百。但喉罩置入也有缺点，它不能防止将呕吐物或其他异物吸入肺内。

气胸是胸部损伤最常见的症状，也是导致死亡的主要原因。如果航天员在太空行走中出现气胸，由于外部真空或低压环境，可以使气胸急剧恶化。有一种气胸称为血气胸，在空间站上很难发现，因为站舱内噪声很大，如果是没有经验的医生，通过呼吸音听诊很难查出这种病症。在这种情况下，超声波是一种非常有用的诊断工具。

3. 太空止血

负伤航天员在太空如果出血不止是一种非常严重的情况。在战场上，很多士兵在负伤后由于没有及时有效地止血而死亡。其实止血并不复杂，最简单、安全而有效的止血方法就是直接压迫出血部位。压迫止血最好使用止血带。近几十年来已经研制出许多新型止血带，有一种涂有纤维蛋白胶的组织密封绷带，能大大降低失血量。

如果是胸腔、腹腔或腹膜后出血，止血就比较困难，因为不能用压迫止血，因此需要外科手术。在地面上，出血病人中99%的死亡是由于这种内出血。腹腔或腹膜后出血比胸腔出血更常见。还有一种是颅内出血，这是由于大脑损伤所致。在地面上因伤死亡的病人中，大脑损伤占42%，颅内出血占39%。太空医生预测，航天员在太空行走中一般不会出现头部损伤，因为他们头上戴着有防护作用的航天头盔，但其他内出血可能不少。据太空医生预测，因伤死亡的航天员中内出血死亡将占死亡总数的76%。

内出血的急诊处理首先是确定出血部位。太空医生通过飞机抛物线飞行和其他模拟实验发现，在太空失重条件下胸、腹部的内出血也可以迅速、准确地诊断出来。在抛物线飞行中用猪进行的实验表明，在失重条件下使用超声检查可以诊断胸、腹腔积液的情况。

根据地面急诊经验，每分钟出血25毫升，伤员在2小时之内尚有存活希望，如果每分钟出血量超过100毫升，伤员将会在30分钟内死亡。因此大出血不止，必须立即手术。另外，如果病人反复出血而后又形成假性动脉瘤等严重并发症，通过经皮治疗不见效，而且病情继续恶化，甚至可能出现生理衰竭或休克，这时就需要立即手术。

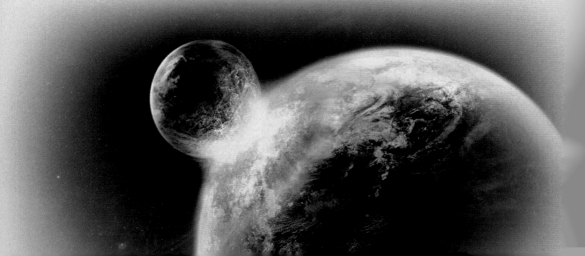

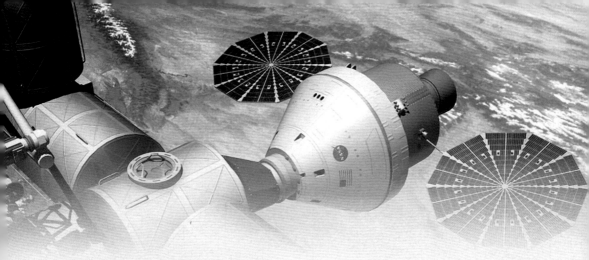

五、在太空做外科手术

航天员负伤有时需要手术处理，因此未来的长期航天需要准备外科手术。但长期失重给航天员带来的生理变化会严重影响外科手术处理，如内环境稳定、体液分布、伤口愈合、抗感染能力都可能发生改变。以出血和输液为例，在失重状态下，心血管系统对出血和输液的反应会发生什么样的改变？人体失血后需要补充液体，在没有重力的情况下需要向体内补充多少液体？补充什么样的液体？需要使用什么样的血液替代品？这些问题目前尚无答案。

在太空手术方面，太空医生已经进行过许多实验和研究。在失重飞机上进行的模拟手术实验表明，只要能将太空医生、伤员和手术仪器妥善固定好，在失重状态下也能进行外科手术。在失重飞机的抛物线飞行中，太空医生对整个手术过程进行了实验研究，包括手术部位的清洁和消毒、伤口的切开与缝合、腹壁切开术、腹部受损大血管的修复、内脏器官附件切除术、神经和微血管修复以及肝、脾、肾受损的处理等。

除了失重飞机上的模拟手术实验，1993年太空医生利用"空间实验室"上生命科学实验的机会，也进行了类似的实验。不过最全面的还是1998年在航天飞机神经实验室中的实验。在这次实验中，太空医生进行了全身麻醉、止血、术中输液、手术医生的固定以及手术器件的放置等操作。不过实验对象不是人，而是动物。

另外在抛物线飞行中太空医生还发现，手术过程中静脉出血的情况比较多。太空医生推测，如果在地面做外科手术，地球引力可能使静脉闭合，阻止血液流过，因而会自行止血，但太空缺乏重力，必需从外部施加压力，否则静脉就容易发生出血。虽然在失重状态下也可以用通常的止血方法止血，但不知长期失重会不会导致凝血机制发生改变，如出现血小板功能障碍等。和平号空间站上的动物实验表明，伤口愈合的时间延长，动物如果在飞行前存在肌肉骨骼损伤，飞行中就很难完全愈合。不过太空医生最担心的还航天员在长期航天中由于骨骼大量脱失矿物质，一旦发生骨折，骨骼还能不能愈合。航天员如果在太空行走中发生骨折，在不脱掉舱外航天服的情况下如何进行固定？这还有待研究。有人建议，给发生骨折的航天员经皮注射骨质黏合剂或生长因子，可以促进骨骼愈合。

适当补充营养可以促进骨骼和其他伤口的愈合，由于神经体液反应，骨折病人（如

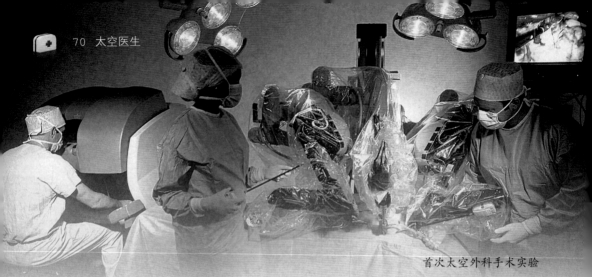

首次太空外科手术实验

股骨骨折）代谢需求增加 15%~25%；如果是多处损伤的病人，代谢需求则增加 50%。要了解负伤航天员是否需要补充营养，一个简单的方法是化验尿中氮的排泄，这是反映体内氮平衡的一个重要指标。另外还需注意一点，在失重状态下由于活动减少，外科病人易患肠梗阻。

在太空谁来给负伤航天员做手术？您可能回答是太空医生。但太空医生一般是在地面上做航天员的保健工作，他们不随航天员上天。目前在国际空间站上有两名航天员做兼职卫生员，其中一位是正式的，另一位是候补的，两人都只经过短期的医疗培训，显然不可能由他们来进行外科手术。将来火星机组中可能有一名医生，但要他一人来完成复杂的外科手术也很困难。

现在有一种远程外科手术，外科医生只需坐在医院的遥控室里，即可控制手术刀为边远地区的病人开刀做手术，这种手术方式在地球上已经证明是可行的。不过做这种方式的手术有一个前提，医生与病人不能相距太远（如洲际距离），否则就可能产生轻微的信号传输延迟，手术没法进行。而火星与地球相距更远，信号或数据传输时间来回需要 40 多分钟，这样长的信号传输延迟，就完全否定了在火星上做这种手术的可能性。

有人建议用机器人来做手术。外科医生和机器人都在手术室里，外科医生直接控制机器人来完成手术。这种手术的优点是非常精细，不仅伤口小，而且缝线几乎看不到。

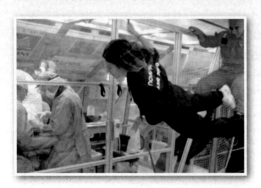

现代的机器人做外科手术

还有一种更先进的做法是外科机器人结合超声诊断和计算机辅助定位，可以使手术更为准确。将来在火星上，最有可能的做法是将计算机、机器人和经过专门培训的太空医生结合在一起，完成腹腔镜这类的微创外科手术，同时在火星飞船或基地上还有一个外科手术数据库，给做手术的太空医生提供咨询。

解决了做手术的人的问题，还要解决做手术的设备和器械问题。由于药品、手术设备和器械供应不足，将会极大限制在火星上做手术的范围。真所谓巧妇难为无米之炊。不过随着算机辅助设计与制造（CAD-CAM）技术的发展，将来可以将这种技术用在火星上，如果再加一个医疗设备和器械数据库，即可在火星上按照地球上的规格制造一些不常用的医疗设备和器械，从而满足火星上各种手术的需要。当然不是什么东西都能在火星上制造，例如一些先进的诊断用仪器就需要从地球上带上去。这些仪器包括高清晰度的成像系统、超声波设备和小型磁共振成像仪等。因为用这些仪器医生可以更准确地发现内出血、气胸和脏器脓肿。

在失重状态下做手术，要考虑医生和病人的身体固定，刀口的消毒和无菌操作，出血时的止血和输液等问题。在抛物线飞行中已经证明进行开腹手术和腹腔镜手术都是可行的。在做开腹手术时，如果病人有正常的凝血功能，可以用一般的海绵吸血；如果是动脉出血，可以用特制的透明塑料吸血垫止血。

航天员在太空如果意外负伤（如开放性骨折），伤口可能受到污染，因而需要抗生素治疗或手术治疗，以防严重的感染并发症。在太空狭小的失重环境中，发生伤口感染的可能性极大，因为在这种环境中微生物可能发生变异，同时航天员的免疫功能也会发生改变。今天的外科手术实践证明，抗生素可以减少伤口感染的可能性，在太空失重条件下也不例外。

在南极科考站曾有一名队员发生蛛网膜下腔出血，尽管当时条件非常恶劣，但是科考队的医生还是不得不给他做了紧急外科手术。在未来的长期航天中，特别是在火星上，如果太空医生也遇到这种情况，将如何处置？虽然像蛛网膜下腔出血这样的急症只是个别情况，但是急性阑尾炎、脓肿、疝嵌顿和外伤则不少见。以急性阑尾炎为例，在南极科考队中由于急性阑尾炎的发病率增加，导致队医给队员进行预防性阑尾切除术，也就是说在科考队员临行前先将阑尾切除掉，以防止到达南极后发炎再做手术。伤员发生脓肿和其他软组织感染，如果在太空出现这种情况就比较严重。当然也可以像在地面一样用抗生素治疗加上清创引流。对于深部脓肿（如急性胆囊炎）如有条件的话可以在超声影像引导下做经皮引流，再加抗生素治疗。

现代的机器人做外科手术

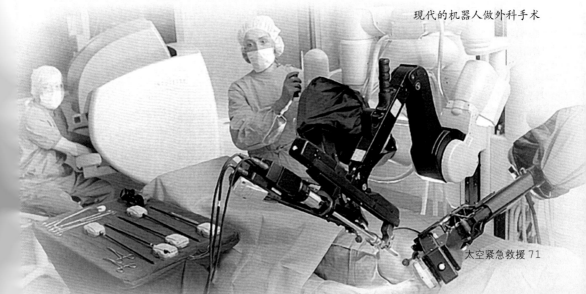

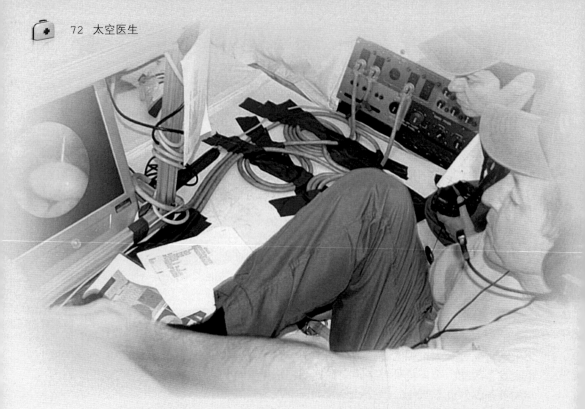

在远程医生指导下由一般人进行的腹腔镜手术

六、太空微创外科

　　微创外科手术是应用先进的电子、电热和光学等仪器，以电子镜像代替肉眼直视、以细长器械代替手指，力求在最小的切口路径、最少的组织损伤、肌体最轻的应激反应下，完成对体内病灶的诊断、切除和治疗，具有术中出血少、术后疼痛轻、恢复快、伤口小、斑痕细微的特点。在太空做这种手术还有优点：可以减少手术后并发症，防止舱内环境受到病菌的污染，同时又防止伤口受到舱内大气中微量污染物的损害，此外还有利于保持病人体温、采集血液标本和及时输血等。微创外科手术最常见的就是腹腔镜。实验表明，与地面相比在失重条件下做腹腔镜手术并没有更多困难。而且在失重状态下，腹腔从扁平的椭圆形变成圆形，因此提供了更大的手术空间。另外太空医生还预测，在太空使用微创外科手术，可能会减少术后并发症。

　　尽管在太空做腹腔镜手术有很多优点，但太空毕竟是一种新环境，能否顺利进行腹腔镜手术还有许多不确定因素。例如太空医生不清楚负伤的航天员能否忍受术中腹压的增加，因为在做腹腔镜时需要向腹腔内充二氧化碳气体。有些病人腹压不能增加，因此地面医院中医生在做这种手术时一般保持腹腔开放。在失重条件下，就是健康的航天员也存在血容量减少和心脏功能失调，一旦负伤和失血，还能不能耐受腹腔镜手术，这还需要太空医生进一步的实验和研究。

　　最近又有一种无气腹腹腔镜手术，即无需向腹腔内充气，而是使用腹壁升高装置将腹壁提升起来。可惜这种无气腹腔镜手术在太空似乎并不适用，因为抛物线飞行中就已经发现，失重状态下腹壁自然发生改变，不用往里面充气腹腔容积就已经扩大，且这种腹腔容积扩大并没有给腹腔镜手术带来方便，因为在腹腔容积扩大的同时，腹腔内的脏器飘浮起来，将扩大的空间占满。

虽然微创外科在理论上有许多优点，但是在太空如果负伤航天员出现休克或败血症等严重情况时，还需要立即进行普通外科手术。早在1983年，在一次创伤外科国际会议上，有太空医生认为将微创外科作为太空挽救航天员生命的急诊手术并不是理想的做法，因为还可以先用更简单方便的创伤控制术。所谓创伤控制就是通过最简单的方法，只完成手术中最需要做的部分，将创伤暂时控制住而达到维持伤员生命的目的。这种手术非常简单，很多情况下就是在出血器官的周围放置止血填充物，对内脏进行压迫止血，腹腔甚至可以不缝合。将纤维蛋白胶或组织密封胶做成泡沫样的填充物，其止血效果比普通的外科填充物还要有效。

创伤控制术也适用于一般的外伤处理。如遇到骨折的伤员，只需用外固定器将长骨固定好。这是一种临时措施，比用内固定器简单、方便、快速，而且还不需麻醉，很适合在失重状态下使用。如果太空没有医生，经过几天培训的航天员也可以完成这种创伤控制术。

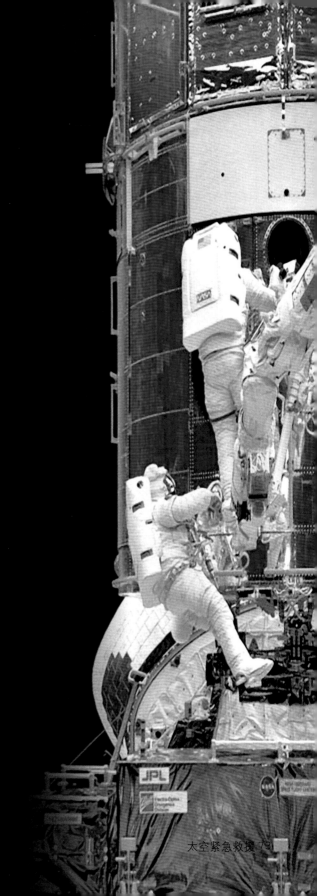

七、太空冬眠——保存航天员生命的最后一招

医学上的人体冬眠是保存生命的一种手段，通过在体外采取一些措施将生命过程放慢，但机体的呼吸、心跳和其他功能都保留着，过一段时间再通过一些方法使生命过程恢复正常。低温冷冻可以放慢生命过程实现冬眠，冷冻的方法主要是使用液氮。此外还可以使用硫化氢诱导冬眠。

医学家认为，低温是有限度的，当体内温度降低到一定程度，机体的正常功能就会受损。低温可使代谢功能降低，细胞活动能力下降并最终死亡，此外低温还使血流缓慢和血氧水平降低，从而导致肌肉、内脏器官和大脑的功能障碍。不过在特殊环境条件下，通过低温使机体代谢降低到一定程度，使呼吸和心跳减慢而器官功能又不受损，这样一来即可保存人的生命。动物冬眠就是这方面的典型例子，很多哺乳动物通过冬眠度过了严寒的冬季。

2005 年 6 月，美国匹兹堡大学的科学家用狗做实验，他们先将狗的血液抽出来，再向狗的血管中注入低温溶液，使狗处于冬眠状态 3 小时，然后再将狗的血液注回体内，并用电休克法激活心脏，使狗从冬眠状态恢复过来，而且没有脑损伤。科学家们还准备做人体实验。这些用作实验的狗虽然大部分都还健康，但也有少数出现严重的神经和运动协调障碍，行动像僵尸一样，被媒体称为"僵尸犬"。因此有人担心，这种技术如果应用到人体上，使病人也出现像狗一样的严重脑损伤症状，后果不堪设想。不过如果使用这种冷冻技术来降低病人的大脑和心脏的活动，以便医生有更多的时间

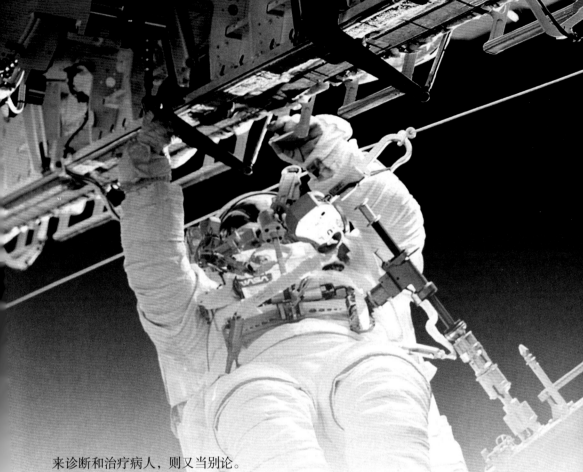

来诊断和治疗病人，则又当别论。

2006 年 1 月，马萨诸塞州总医院的医生用猪进行了冬眠实验，他们用同样的方法将猪的体温下降到 10℃，然后又让这些猪恢复正常。医生们先后进行过 200 次实验，成功率高达 90%。

硫化氢是一种有毒的可燃气体，有臭鸡蛋的难闻气味。硫化氢如果与细胞色素酶中的铁结合，就能破坏氧化磷酸化过程，使氧不能燃烧产生能量。硫化氢通过阻止铁氧结合，就能停止细胞呼吸和能量产生。一旦能量产生受到抑制，体温和代谢率就随之下降。机体内有些酶能解除硫化氢的毒性，因此如果硫化氢的水平低，人体可以长期耐受；但如果水平高，人体内多个系统就会中毒，神经系统首先受损。正是由于硫化氢的这种性质，科学家就用硫化氢取代液氮，在实验室中诱导动物冬眠。

2005 年 4 月科学杂志报道，西雅图癌症研究中心的科学家用硫化氢将老鼠的体温下降到 13℃，时间长达 6 小时。2006 年 10 月，马萨诸塞州总医院的科学家也用硫化氢给老鼠做冬眠实验，使这些老鼠的心率从每分钟 500 次减慢到 200 次，呼吸从每分钟 120 次减慢到 25 次，体温从 39℃下降到 30℃。可惜这种方法只适用于老鼠，在猪和羊身上都没有获得成功，这意味着这种方法应用到大型哺乳动物身上可能行不通。

除了动物实验外人类也有低温冬眠的例子。2006 年 10 月，有一个日本男子在雪山上睡着了，在没有水和食物的情况下，昏迷 23 天，处于低温冬眠状态，后来被救援人员发现并救活，医生说当时他的体温已经降低到 22℃。

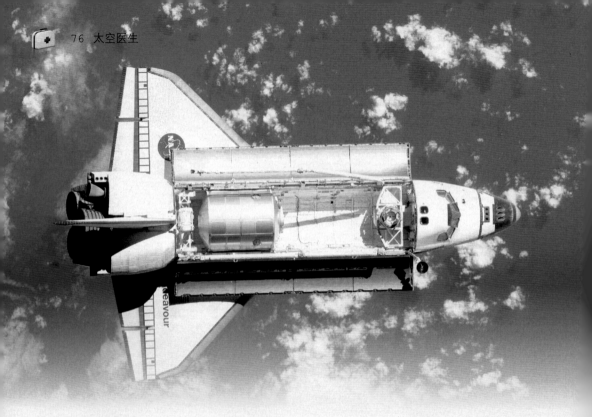

冬眠在医学和载人航天上有极大的用途。有些大出血和中风的病人，就是由于机体氧气供应减少，细胞和组织器官受损而死亡。在这种情况下恢复机体充足的氧气供应并不容易。这时如果医生用硫化氢来减少组织器官对氧气的需要量，即可防止病人死亡。在长期航天中，对于负伤航天员也可使用这种方法。例如在火星上的紧急救援中，对于负伤的火星航天员，由于伤势严重，在火星营地上又没有条件救治，即可采用这种冬眠的方法，暂时保存生命，等送回地球来在医院中进行救治。

另外这种冬眠技术还可以帮助人类完成星际旅行。星际旅行的最大困难是距离太遥远，飞行时间太长。离我们最近的恒星是半人马座比邻星，距离为 4.23 光年。如果使用今天的航天技术和按今天的飞行速度，从地球飞到这颗最近的恒星，大约需要72000 年。要完成这样长期的宇宙飞行，用一生人的时间或一代人的时间是不可能的，估计大约需要 2700 代人的努力。但如果在星际旅行开始时就设法将人体处于冬眠状态，那么在整个的星际旅途中他们就不需要大量的食物供应，只需要向他们的静脉内非常缓慢地滴注一些营养液，当然还要提供少量的新鲜空气以供呼吸，并保持比较低的环境温度。由于冬眠的人体是处于一种类似死亡的状态，因此他们就不再需要农场、餐厅、俱乐部、健身房、公园，学校和医院等设施，这将大大简化星际飞船的设计。

遗传学家近来发现，在动物体内有两个关键的基因负责生产两种酶，这两种酶对于动物进入冬眠状态起着至关重要的作用。而且更重要的是，这两种酶也存在于人体内。因此科学家认为，冬眠基因的发现给人类的冬眠带来了希望，下一个目标是确定基因导致冬眠的过程，特别是如何触发这两个基因。目前认为，光照水平降低和冬季白天变短是两个重要的触发因素。

八、航天员之死

　　生物伦理学是研究生物学和医学中的一些伦理问题，如同性恋、堕胎和安乐死等。表面看起来这门学科跟载人航天毫无关系，但是自从美国宇航局宣布要重返月球和进行载人火星飞行以来，国际生物伦理学家就给美国宇航局提出了一连串的难题：

　　（1）如果火星航天员在飞行途中或在火星上意外死亡，他的尸体如何处理？

　　（2）航天员在临终前是否应该让他立下遗嘱？

　　（3）对于生命垂危的火星航天员是否还应继续给他吸氧？

　　（4）为了防止长期的火星飞行中航天员生病或死亡，宇航局是否应对这些人进行基因筛选？

　　（5）宇航局是否应该在出发前给航天员做预防性手术（如阑尾切除术），以防在飞行途中犯病？

　　（6）在长达3年的火星飞行中，航天机组如果有男女成员，宇航局将如何对待或处理他们的性爱问题？

　　（7）在火星飞行中可能会遇到强烈的宇宙辐射，对于生育年龄的航天员可能会损

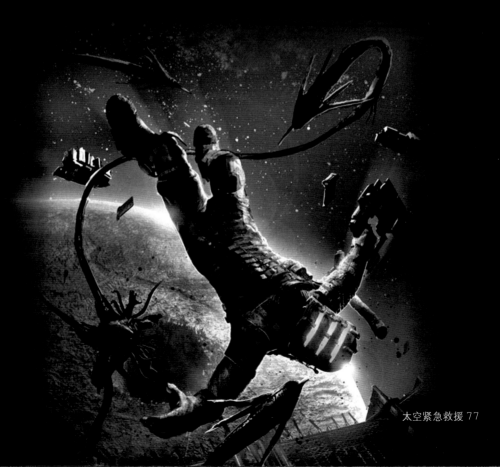

科幻影片中的太空死亡

伤他们的生殖系统，导致基因突变，对于这些航天员是否应要求他们将其精子或卵子存放在精子或卵子库中？

（8）在火星飞行中，航天员的生命安全和完成飞行任务之间可能有矛盾，宇航局是以生命安全为主还是以完成任务为主？

这些问题如果放在地球上是不成问题的，在近地轨道上或在月球上也不难解决，但是在飞往火星的途中或是在火星上就非常棘手。就以航天员死后的遗体处理来说，

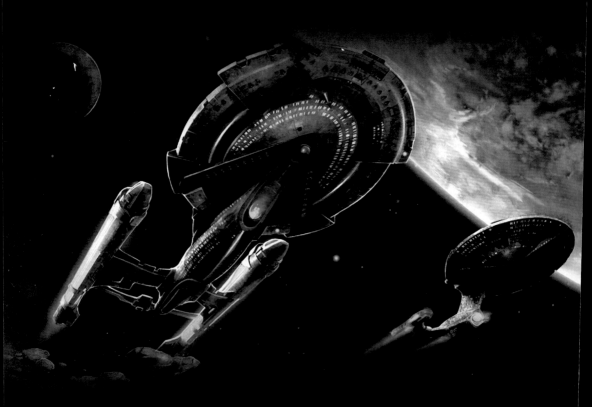

在地球上处理不成问题，不外乎两种方式：土葬或火化。航天员如果是在近地轨道上死亡，一般是将遗体运回地球来处理。当然如果有航天员愿意"天葬"，也可将尸体留在太空。如果是在月球上死亡，也是将遗体运回地球来处理，目的是不要"污染"月球环境，因此要想将遗体葬在月球上是不可能的。

航天员如果是在飞往火星的途中或是在火星上死亡，遗体是不可能运回地球来的，不仅因为路途遥远和费用昂贵，而且将尸体长期停放在飞船上或是火星基地上，一来没法保存，二来污染环境，第三还会严重影响其他航天员的正常生活和工作。如果将遗体就地"土葬"，不仅污染火星环境，而且严重干扰人类对火星的生命探测，这更

不可取。因此，唯一可行的办法就是将遗体留在太空。

将遗体留在无边无际的太空，在太空中永远地飘来飘去，这似乎很"浪漫"，但有悖传统观念，对航天员的家人也不好交待。中国人的传统观念是"入土为安"、"命归黄泉"，不管怎么说遗体最后还得回到地球上来。看着亲人的遗体，即便是火化后的骨灰，对活着的人心理上也是一种安慰。不过西方人则没有这种观念，有些人很愿意将遗体存放到太空。1997 年 4 月 21 日，24 名太空探索的先驱者和爱好者，包括前纳粹德国的火箭科学家克拉夫，他们的骨灰被人用西班牙的飞马座火箭发射到太空，费用是每人 3000 英镑。骨灰被装在一个口红大小的小盒内，盒子上刻有名字和个人信息。这些骨灰盒将在轨道上运行 18 个月至 10 年不等。

航天员是否需立下生前遗嘱、表明生命结束时对后事安排的意见？从上述情况来看，如果航天员立有生前遗嘱，对后事安排有具体意见，航天员死后遗体的处理就不成问题。因此让航天员立个生前遗嘱似乎是明智之举。但是航天员应在什么时候开始考虑遗嘱？对于立遗嘱的时间，法律上没有硬性规定，一般人习惯在生命将尽时考虑这个问题。然而当伤病航天员生命垂危时，思维难免受病痛的影响，考虑问题容易糊涂和失误，甚至无法亲自完成遗嘱的书写和确认，在这种时候让他来提出遗体的处理意见，未必明智。万一他坚持一定要将遗体运回地球上来处理，怎么办？是执行遗嘱还是不执行遗嘱？另外，如果在航天员刚一负伤或生病时就让他立遗嘱，这是不是意味着他必死无疑？这对他精神上是不是一个沉重打击？而且对其他航天员又会造成什么影响？如果是在航天员登上火星飞船前让他们立下遗嘱，表明死后遗体的处理意见，虽然航天员未必都迷信，但有谁会愿意在临行前写下这种不吉利的文字？

对于生命垂危的火星航天员是否还应继续给他吸氧？处理这个问题的棘手之处在于火星飞船或火星基地上氧气有限，这是一种有限而宝贵的资源，如果继续给生命垂危的航天员用，不仅是一种资源浪费，而且还影响到其他航天员的氧气供应，威胁其他航天员的生命安全；但如果不等病人自然死亡就撤下呼吸机，相当于是在执行安乐死。在没有本人或亲属同意的情况下，怎能给一个生命垂危的航天员执行安乐死？退一步说，就是要给这位航天员执行安乐死，应选在什么时候？也就是说，是早一些执行好还是晚一点执行好？如果执行早了，节约了氧气和其他医疗资源，但缺乏人道主义精神；如果执行晚了，"发扬"了人道主义精神，但浪费了宝贵的医疗资源。这是一种两难选择。

这种情况在地面也常遇到。在医院的重症监护室中，有些病人已无生还的可能，但为维持病人的生命，亲属仍然承担着每天高达上千元的医疗费，医院也在全力抢救，浪费着大量宝贵的医疗资源。是否应让病人安乐死？亲属和医院都同样面临两难选择。

为了防止火星探险中航天员的生病或死亡，宇航局是否应对这些人进行基因筛选？是否应该在出发前给他们做预防性手术？这也存在生物伦理问题。

基因筛选，又称遗传病筛查，是对人群中遗传病致病基因或易感基因进行检测，通过这种检测可以及早发现儿童是否患有先天性遗传病，以便及时进行治疗，使其健康成长。今天很多国家都在进行遗传病筛查，2007 年美国全国 88% 的地区进行新生儿遗传病筛查；德国1991~2001年对98%的出生人口进行了筛查；澳大利亚自2004年起实现所有新生儿遗传代谢病的筛查。我国每年出生2100万活产儿，其中有50多万进行过这种筛查。因此基因筛选是一种非常普遍的诊疗措施，不过生物伦理学家对此持有不同看法，他们担心如果人人都做这种基因筛选，就可能会出现基因歧视：凡是查出具有遗传缺陷的人，不管他是否表现出疾病或功能障碍，保险公司可能会拒绝给他上人寿保险和健康保险，找工作时被拒之门外，想结婚甚至找不到对象等。美国宇航局如果查出航天员有某种遗传缺陷，并将他排除在火星机组之外，这就是一种基因歧视，违背生物伦理。

出发前给火星航天员做预防性手术，对于像急性阑尾炎这样的急症可能有好处，因为这样做可免除在飞行途中或在火星上犯病时造成的麻烦。不过航天员是不是仅仅会患急性阑尾炎？他们还会不会患其他急症？如果是为了预防急性阑尾炎，就将阑尾切除，为了预防急性胰腺炎，是否需要将胰腺切除？为了预防肠梗阻，是否需要将肠子切除？另外，做这种预防性外科手术对人体会不会有不良影响？有科学家发现，阑尾切除的人患肠癌的可能性是阑尾未切除人的两倍。因此他们认为，阑尾是人体抵抗疾病的重要器官。火星航天员在对阑尾做预防性的手术切除后，虽然免除了患急性阑尾炎的可能性，但大大增加了患肠癌的可能性，两相比较，还是得不偿失。

宇航局应该如何对待火星航天员的性爱问题？如果火星机组成员全由男性或者全由女性组成，都不存在这个问题。但如果是男女混合编组，这个问题就不可回避。可是对"太空中的性"问题，美国宇航局一直采取回避态度，在公开场合几乎是一种禁忌。现在国际生物伦理学家提出这个问题，实际上是将了宇航局一军。未来的火星航天员个个都是身强力壮、精力充沛的中年男女，他们要在一个狭小的环境里共同生活三年，发生性关系不可避免。关键是不能怀孕。女航天员在飞往火星的途中或是在火星上怀孕，后果不堪设想。在南极科考队，如果发现有女队员怀孕，可以立即遣送回国，但是在火星飞船上没有这种条件。因此宇航局不仅应给航天员做爱创造条件，而且还应提供避孕工具。但如果避孕失败，女航天员怀孕了，怎么办？这才是个大难题。

要求航天员将精子或卵子存放在精子库或卵子库中，目的是防止宇宙辐射损伤他们的生殖系统，影响他们的生育和下一代的健康。如果火星航天员都是些25~45岁的中青年人，采取这样的措施是必要的，但如果年龄是在45以上和60岁以下的中年人，就无需这样做。在人类的火星探险中，为防止宇宙辐射对航天员生殖系统的损伤，有人建议火星航天员的选拔年龄应限制在45~60岁，因为在这一年龄段的人一般已过了生育年龄，可以不考虑宇宙辐射对生殖系统的损害。另外，还可以通过基因筛选，挑选那些对辐射有较强耐受性的人，以进一步减轻宇宙辐射对人体的危害。

至于宇航局如何在航天员的生命安全与火星任务成功之间作出选择，这是一个真正棘手的问题。这种情况可以举一个宇宙辐射的例子。假设火星飞船在飞往火星的途中，地面飞行控制中心突然从太空环境观测站得到信息，说是太阳表面黑子活动强烈，预计会有大的太阳耀斑喷发，而且这次太阳黑子的活动会持续很长时间，更可怕的是太阳黑子活动和耀斑喷发还会越来越强烈。初步计算表明，太阳粒子辐射的强度可能大大超过飞船上防辐射屏蔽的能力，航天员最终可能接受到的辐射剂量是在 400 雷姆以上，这就是说有一半的航天员可能在返回地球后死于放射病。面对这种情况，主管部门必须作出选择：是终止飞行立即返回地球还是继续完成火星探测任务。

根据目前的估算，人类的火星探测可能在 2030 年以后实施，而且有可能像国际空间站一样是一项国际性的探测计划，总费用大约在 450~ 670 亿欧元，相当于 3897~5802 亿人民币。火星飞船上有 6 名航天员，3 男 3 女，整个飞行时间是 1100 天，火星飞船从近地轨道上组装完成然后飞到火星轨道的时间需要 258 天。1100 天以后火星飞船返回地球轨道，与在地球轨道上的再入返回飞行器对接，将 6 名航天员接回地球。

如果主管部门决定终止飞行，火星飞船立即返回地球，3897~5802 亿人民币就付诸东流，但三名航天员保住了性命；如果主管部门决定继续飞行，火星探测任务得以完成，不过三名航天员就可能命丧黄泉。如果您是这个部门的主要领导，您将怎样决策？

谈到人类的火星探测，人们首先想到的是工程技术问题，然后是医学问题，可能很少有人会想到生物伦理问题。国际生物伦理学家向美国宇航局发难，提出了一连串的生物伦理问题，这给人们思想上提了个醒：要想顺利实施载人火星探测计划，生物伦理问题不能不妥善解决！

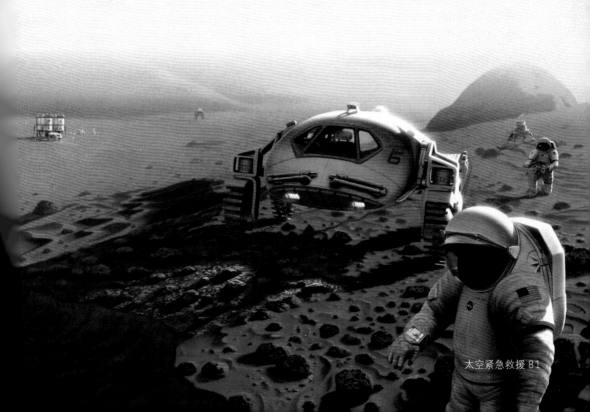

航天员健康守护神

　　太空医生是航天员的保健医生。在载人航天中出风头的是航天员，他们是报纸上的头版头条，抛头露面，老幼皆知，而太空医生则默默无闻、鲜为人知。不过他们是航天员健康的守护神，是真正的无名英雄。

　　虽然当一名航天员不容易，但是当一名太空医生也不容易。美国宇航局约翰逊航天中心的太空医生有一半是来自美国空军或海军的航空医生。不管是从军队来的还是从地方来的，他们都必须是正规的医学院校毕业，取得硕士学位，并有几年的实践经验，当他们来到约翰逊航天中心后还要经过 2 年的太空医生专业培训。学习完后也不能直接上飞行控制中心的医监台，还需要 300 小时的课堂教学和现场实习，最后在有经验的太空医生的指导下开始工作。

月球临时营地

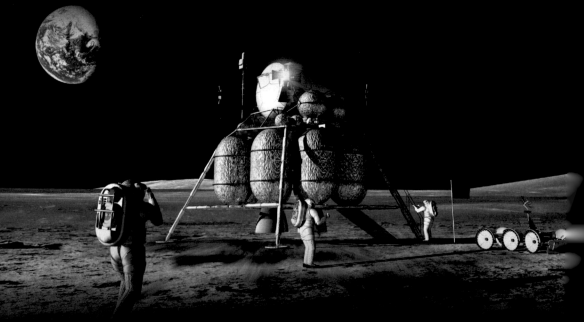

一、太空医生的职责

虽然太空医生是航天员的保健医生，但一般不随航天员上天，他们是在地面做航天员的保健工作。除太空医生外，还有三种人也做航天员的保健工作，他们分别是未来月球或火星航天员的保健医生，这种医生可能随航天员一块登上月球或火星；太空兼职卫生员，他们是学过一点医学知识的航天员，在地面太空医生的指导下完成简单的太空保健工作，在航天飞机或国际空间站的机组成员中，每次飞行都指定一名正式的太空卫生员和一名候补的太空卫生员，不过都是兼职的，他们主要还是完成航天员的本职工作；医生航天员，这是一类特殊的航天员，他们原来是医生，后来被选为航天员，编入航天员大队，他们在天上主要是尽航天员的职责，一般是完成与医学和生物学有关的实验研究工作，当然如果在航天飞行过程中航天员出现急症，需要及时进行急救，他们当然不会袖手旁观。

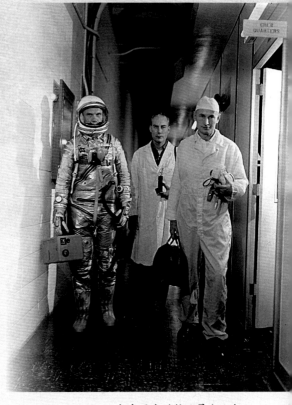

太空医生送航天员上飞船

美国宇航局目前有 98 名在职的航天员，太空医生有 31 名。航天员的航天任务一般是在发射前两年就确定下来，航天员一旦确定了航天任务，宇航局就为这些航天员指派太空医生，对航天员提供保健，确保航天员在飞行前和飞行过程中的身体健康。作为航天员的保健医生，他们跟航天员形影不离，在平常他们要和航天员同吃、同住、同生活，除了航天飞行，他们随时随地都跟航天员在一起。在航天飞行的前一年，太空医生还同航天员一起训练。因为这时航天员要学习一些医学知识，学会简单的医疗救助，而讲课的就是负责他们保健的太空医生。

航天员的保健工作分三个阶段进行：飞行前、飞行中和飞行后。

在飞行前的准备阶段，太空医生的职责是确保航天员的身心健康，使其适合航天飞行的要求，具体工作是对航天员的训练、体检和隔离。对航天员的训练包括身体素质训练和心理素质训练两部分。宇航局要求，在对航天员进行心理训练时要求他们的家属也参加，目的是让家属跟太空医生一起做好航天员的思想工作，减少航天员的心理紧张，以良好的心态迎接航天飞行的挑战。在飞行前，太空医生要对航天员进行一遍又一遍的体格检查，包括各种各样的医学实验，保证航天员顺利通过严格的健康状

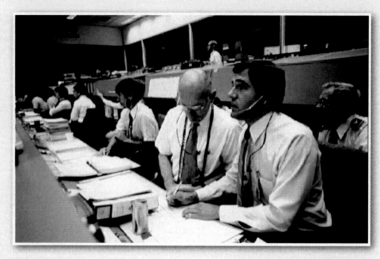

在地面飞行控制中心的太空医生

况评估。在发射前的最后一周，对航天员要实施医学隔离，不能让他们接触外界无关人员，连他们的家属也不例外。

一旦航天员上天，太空医生就坐在地面飞行控制中心的医监台旁，对航天员的身心情况进行实时的监测。医监台上安装有视频和音频两路通信系统，以便太空医生与航天员进行"私人医学通信"，让太空医生随时了解航天员的身体情况，并及时提出有关保健方面的建议。所谓"私人医学通信"，就是说这种谈话是保密的，不仅不能向媒体公布，就是飞行控制中心的其他工作人员也不知道，太空医生只向飞行控制中心的主任通报谈话的具体内容。在航天飞行过程中，太空医生要参加每周一次的医学委员会会议，向与会的专家汇报航天员的健康状况，并听取专家的意见。如果太空医生负责的是国际空间站航天员的保健，他们在地面飞行控制中心的医监台旁一坐就是6个月。在航天飞行期间，每一名航天员每周有一次跟其家人"面对面"通话，也是使用视频和音频两路通信系统。

航天员返回着陆后，太空医生要进行飞行后的保健工作：医学评估和健康恢复。当航天员从飞船返回舱出来或从航天飞机上下来，在返回着陆地点就立即对航天员进行医学评估，评估工作包括全面的体检和医学实验室的各种化验。航天员的康复包括休息、放松、对地面重力环境的适应、补充营养、调整时差和治疗飞行期间发生的一些小毛病和小损伤。对航天员康复的要求是尽快恢复到飞行前的健康水平。

太空医生不仅是航天员的保健医生，而且也是他们的家属和孩子的保健医生。美国在职航天员大部分都已结婚并有小孩，因此做好航天员家属和子女的保健工作十分重要。太空医生的诊室和航天员的家属宿舍有电话联系，如果家属或孩子有病，只要一个电话，太空医生随叫随到。太空医生认为，当航天员知道他们的家属和子女跟他们一样享受良好的保健服务，个个身体健康，他们就会全力以赴投入到训练和飞行任务中。

二、国际空间站的太空医生

国际空间站的一个显著特点就是航天员的国际性，换句话说就是各个国家的航天员都有。因而国际空间站的医疗保障工作也是国际性的，来自各个国家的太空医生一起共同完成航天员的医疗保障任务。为了克服文化、医学理念和治疗方法上的差异造成的工作不协调，国际空间站计划的参与国成立了多边医疗政策委员会、多边医疗行动委员会和多边航天医学委员会。这些机构中，多边医疗政策委员会是负责制定国际空间站的医学保障政策和方案；多边医疗行动委员会是负责协调各国对航天员的医疗保障工作；多边航天医学委员会则是负责各国航天员身体合格的医学鉴定。这些机构均由来自美国宇航局、俄罗斯宇航局生物医学问题研究所、加加林航天员训练中心、欧洲宇航局、日本宇航局和加拿大宇航局的代表组成，由美俄共同负责，但以美国为主，俄罗斯为辅。

每一批国际空间站航天员都有一个医疗队负责他们的医疗保健工作。医疗队由一名正太空医生、一名副太空医生、几名生物医学工程师和一些国际空间站参与国的医生组成。医疗队的正太空医生由美国宇航局派出，也是医疗队的主要负责人，副太空医生过去主要由俄罗斯加加林航天员训练中心派出，现在改变了这种做法，其他参与国也可能派出副太空医生。两名太空医生直接负责航天员的医疗保健工作，生物医学工程师顾名思义负责有关生物医学工程问题，如医疗仪器、医学信息传输系统和通信系统的界面，空间站上各种医学设备和航天员体育运动器材的性能监控，特别是空间站上的环境监控，如舱内空气、水、微量污染物和辐射剂量等。参与国的医生主要是协助太空医生完成保健工作，特别是本国航天员在语言、生活习惯和文化背景方面出现困难时，他们可以提供帮助。此外，医疗队的工作还得到各国著名专家的支持和协助，如心理学家、行为科学家、毒理学家、微生物学家和妇科专家。

医疗队分别在休斯敦的美国飞行控制中心和莫斯科的俄罗斯飞行控制中心开展工作。现在准备在欧洲和日本的飞行控制中心也设立工作站。在航天飞行期间，在休斯敦的医疗队成员将通过两路视频和音频通信系统，同国际空间站上的航天员定期召开

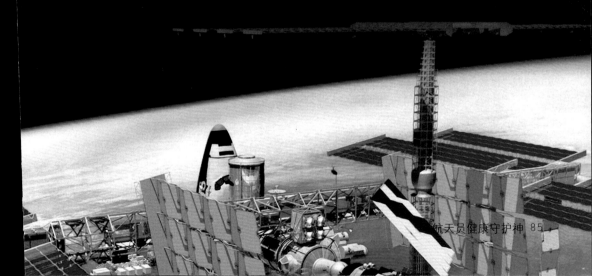

非公开的医学会议，了解航天员的健康情况，给航天员提出有关保健的建议和要求。如果出现有关航天员的健康问题，将在每周召开的航天医学行动组的会议上解决。如果在这种会议上问题得不到解决，则在每两周召开一次的飞行管理人员会议上解决。

国际空间站的太空医生每天都会面临各种各样的医学问题，如皮疹、牙痛、外伤和心电图变化等。幸运的是到目前为止尚未有任何健康问题迫使航天员从国际空间站上撤离下来和返回地球。这个结果应归功于医疗队制定的三级疾病防控措施。一级措施是制定航天员的医疗保健标准；二级措施是发展有效的对抗措施；三级措施是空间站上设置先进的医疗保健系统。相比之下，在俄罗斯以前的空间站上，就曾经发生过几次航天员因健康问题提前撤离和返回地球的情况。

在指派国际空间站航天员的同时也为他们指定了医疗队。航天员的指派一般是在飞行前 12~24 个月完成。医疗队的医生被确定下来后要经过培训，包括 204 小时的课堂培训，100 小时的实际操作，100 小时以上的医监台模拟训练。此外，太空医生还要参加航天员的医学训练，并负责航天员某些训练的医保工作，如海上救生、低压舱和中性浮力水池中的出舱活动等。航天员在国际空间站上的停留时间一般是 4~7 个月，航天员返回地面后在太空医生的监督下有 45 天的恢复时间。因此，太空医生要为国际空间站的这批航天员连续做 25~33 个月的保健工作。

在航天员发射和返回着陆期间，太空医生要提前几天到达肯尼迪航天中心或俄罗斯的拜科努尔发射场，为航天员提供医疗保障，在发生意外事故时提供紧急救援。航天员进行太空行走时，太空医生要在飞行控制中心提供医疗保障。航天员如果穿的是美国的舱外活动航天服，太空医生是在休斯敦的飞行控制中心提供医疗保障；如果穿的是俄罗斯的舱外航天服，则在莫斯科的飞行控制中心提供保障。

在对航天员长期航天的医疗保障方面美国和俄罗斯有很大差异，不过在国际空间站运行期间，这种差异已经在缩小，特别是在航天员的运动锻炼方面比较明显。在制定综合医疗保障计划方面，两国已经取得一致，多边医疗行动委员会还制定了一个

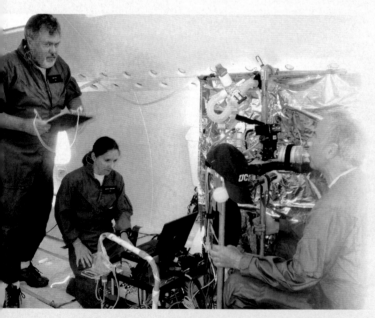

太空医生在失重飞机上进行模拟研究

两国都同意的多边实施方案。不过在航天实施医学的一些具体做法方面分歧依然存在。例如俄罗斯太空医生仍然要求航天员在进入微重力状态时，戴上大腿加压套，以阻止体液向上身和头部转移；在轨道飞行期间，他们要求航天员穿上一种由弹力蹦带组成的服装进行训练，防止肌萎缩；在再入返回时，他们仍然要航天员使用下体负压装置。此外，在航天员着陆以后，他们使用草药来提高航天员对地球重力环境的再适应能力。当然，上述这些措施中有些美国宇航局以前也曾经使用过。装在国际空间站上的诊疗仪器两国也有差异。如俄罗斯的心电图机只有在国际空间通过俄罗斯的地面站时才开始工作，并将数据下传到地面站；而美国的机器既可将数据储存起来，也可在任何时候传送数据。俄罗斯的 γ-临床化验仪器可以做血清化学分析，但一次只能分析一项指标，而美国的移动式临床血液分析仪，只要一滴血就能分析一组指标。

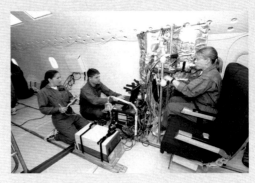

太空医生在失重飞机上进行模拟研究

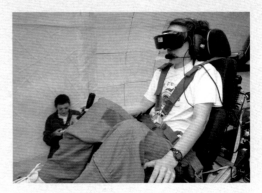

太空医生在失重飞机上进行模拟研究

国际空间站是以美俄两国为主，英语是官方语言，但俄罗斯的设备仍然贴俄语标签。有趣的是两国航天员讲的是英、俄混杂语，所谓"Ruglish"。如果航天员是在空间站的美国站舱内，就讲英语；如果是在俄罗斯站舱内，就讲俄语。不过在国际空间站运行的早期阶段，两国航天员交流起来还是有一定的语言障碍。现在，在地面控制中心与国际空间站之间，在两个地面控制中心之间，通话联系都有实时的翻译，而且是24小时服务，当然航天员睡眠时除外。

无论是国际空间站或是航天飞机，上面都没有太空医生，太空医生只能在地面飞行控制中心的医监台上工作，不能与航天员直接接触，也就是说不能"零距离"的做航天员的保健。因此，在国际空间站或航天飞机上一般都指派两名航天员担任兼职卫生员，一名为正式的，另一名为候补的。这种兼职卫生员只经过40小时的医学培训，他们的任务是协助在地面的太空医生完成航天员的保健。就国际空间站而言，兼职卫生员要在太空医生的指导下定期对每名航天员进行医学观察，并将观察结果输入到医用计算机中，或者直接下传给地面的太空医生。总之，航天飞机和国际空间站上的兼职卫生员就相当于太空医生在天上的眼睛。

三、微妙的太空"医—患关系"

所谓太空"医—患关系"就是太空医生与航天员的关系。太空医生是航天员的健康守护神，在平时他们跟航天员同吃、同住、同训练，在飞行过程中他们与航天员进行不间断的联系，确保航天员的健康和安全，此外他们还要负责航天员家属和小孩的保健工作，如此说来太空医生跟航天员的关系一定非常亲密、情同手足，可惜事实并非如此，太空医生与航天员的关系并不像想象的那样亲密，有时还非常紧张。

2001年美国科学院受美国宇航局的委托，组织一批科学家研究未来载人火星飞行中航天员的保健问题。美国科学院授权下属的医学研究所组织一个"在地球轨道以上航天中的医学问题委员会"，专门研究这个问题。经过一年多的研究，该委员会最后出版了一本名为《安全旅行—太空探测中航天员的保健》的专著。在该书的第六章中讨论了太空医生与航天员的关系问题。

书中说，载人航天已经50多年来，但是关于长期航天对航天员生理和心理影响的数据少得可怜，为什么会发生这种情况呢？这是因为美国航天员与太空医生的关系上存在一些矛盾，航天员不愿意将自己的健康情况如实告诉太空医生。换句话说，就是航天员对太空医生保密。航天员对太空医生采取这种态度的原因，主要是怕太空医生一旦知道了自己的身体状况，特别是一些小的毛病或小的身体不适，会影响领导对自己的看法，在指派航天任务时对自己不利。例如在航天前如果查出这些小毛病，领导就可能会临时更换航天员，使自己丧失一次宝贵的航天机会；在航天中如果知道患有这些毛病（如航天运动病），下次指派任务时就可能另选他人。美国航天员是"僧多粥少"，轮上一次航天任务并不容易。航天员遇上太空医生，很少如实反映自己的身体情况，遇到体格检查，就"求上帝保佑别查出任何毛病"。另外，航天员总是媒体关注的对象，一旦他们的健康情况被太空医生透露出去，就会有损自己在广大群众中的形象，影响自己的声誉。

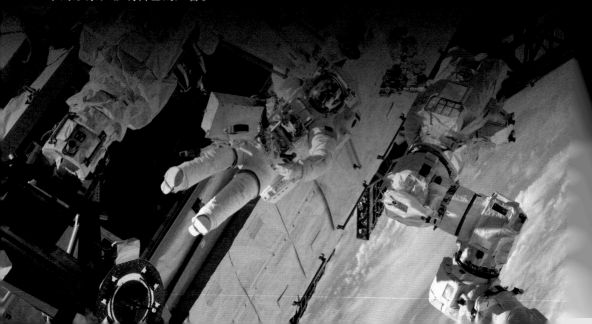

因此，太空医生跟航天员同吃、同住、同训练，对于航天员来说并非好事，完全是迫于无奈，他们真心希望离太空医生越远越好。由于航天员的这种心理状态，太空医生怎么能跟航天员搞好关系？

另外，如果太空医生查出航天员身体上有一点不适或小毛病，没有及时上报，而让航天员带病上天，一旦出了问题，则全是太空医生的责任。太空医生真所谓是"猪八戒照镜子，里外不是人"。2007年美国宇航局发生的女航天员莉萨·诺瓦克杀人未遂事件和男航天员酒醉上天事件就是两个典型例子。

诺瓦克的杀人未遂事件在本书第二章中已作了介绍。诺瓦克被捕后，美国宇航局就将她从航天员名单中除名。约翰逊航天中心立即组织了一个心理和行为内部评估组对诺瓦克的心理和行为进行评估。评估人员采访了负责诺瓦克的太空医生。根据太空医生的反映，诺瓦克在执行航天飞机飞行任务的前、中、后都没有异常反应，她的健康记录也没有异常的心理和行为表现。评估人员还特别采访了诺瓦克被捕前一个月与她相处过的人，包括她的上司、同事和朋友，他们都没有想到诺瓦克会做出这样的事情，听到她被捕的消息他们都感到震惊。他们认为诺瓦克是一个沉默寡言的人，不爱交际、坦诚、害羞、对人不太热情，但她组织纪律性强。在执行航天飞机（STS-121）飞行任务期间，她做了大量工作，完成任务很出色。虽然有时跟她相处比较困难，但是她工作能力很强，能吃苦耐劳、不怕困难。

约翰逊航天中心内部评估组对诺瓦克心理和行为的调查结果没有说明任何问题，评估组只是建议今后应加强对航天飞机航天员的行为医学评估，在选拔新航天员时应增加航天飞行适合性的评估。

真是祸不单行。就在诺瓦克杀人未遂案件闹得宇航局焦头烂额的时候，美国《航空周刊和航天技术》杂志又发表一条爆炸性新闻："宇航局领导让喝醉酒的航天员上天。"文章说，一个独立的专家委员会在对美国航天员的健康情况进行调查时意外发现，至少有两次，美国航天员曾经在喝醉酒以后还被允许上天。这两名航天员中一名是航天飞机的航天员，他在喝醉酒后仍然被允许驾驶T-38教练机从休斯敦飞往肯尼迪航天中心发射场，准备航天飞机的飞行，虽然这次飞行后来因航天飞机故障被推迟；另一名是乘坐俄罗斯联盟号飞船到国际空间站去的航天员。在上天前太空医生和同机组的其他航天员从安全角度将这种情况向在场的负责发射的官员作了汇报，但这些官员仍然同意让酒醉的航天员上天。委员会没有公布这两人的名字。委员会的负责人说，事实上曾发生过多起美国航天员上天前饮酒的事件，不过这两个人的情况比较典型。委员会的任务并不是调查航天员饮酒问题，只不过有人向他们反映了这种情况。航天员饮酒问题到底有多严重，应该由宇航局自己查明，也许这只是个别事件，也许这是一座巨大冰山露出水面的一角。

有意思的是，这个专家委员会也是应宇航局要求而成立的，目的是从航天员生理和心理健康的角度查找导致诺瓦克事件的原因。这个委员会由8人组成，都是宇航局以外的军队和地方的著名医生、心理学家、律师、安全专家和离任的航天员，该委员会由美国空军航空航天医学院院长理查德·巴赫曼上校主持，委员会独立开展工作。

专家委员会先后跟14名航天员、5名航天员家属和8名太空医生进行了个别谈话。一些在宇航局工作多年的太空医生说，发生这种事情的一个重要原因是宇航局的领导不重视太空医生的意见，主管航天飞行的领导只愿意听好的，不愿意听坏的，特别不愿听航天员健康有问题的报告。为了不得罪领导，太空医生一般不会向领导如实反映航天员工作能力下降的情况。

航天员酒后上天的丑闻曝光后，宇航局局长迈克尔·格里芬立即指派主管宇航局安全事务的官员布赖恩·奥康纳进行调查。奥康纳的调查小组查阅了4万份宇航局的内部档案资料，跟90名宇航局的官员、航天员和太空医生进行了谈话，同时20名太空医生还写了书面材料，均证明从来没有航天员在上天前喝醉酒的情况。当然在美国航天员的宿舍里确实发现有空的酒瓶子，另外俄罗斯航天员在上天前也确实有举杯庆贺的"仪式"。

美国航天员酒后上天的事件就以奥康纳的45页调查报告"圆满"结束。这就是美国式的民主。不过检举揭发这件事的太空医生幸好没有被公布姓名，否则后果不堪设想。

虽然美国宇航局和约翰逊航天中心对诺瓦克事件和航天员酒后上天事件进行了调查，但调查结果可能连他们自己也不满意，2007年8月至12月，约翰逊航天中心又组织人员从太空医生和航天员那里进一步收集资料进行调查。这次调查有4个目的：第一是关于航天员与太空医生的关系问题；第二是飞行安全与航天员的适合性；第三是有关指派航天员飞行任务的原则和程序；第四是对航天员酒后上天问题做进一步调查。

调查小组采用问卷式，调查对象是航天员和太空医生，两者的问卷回答率是91%；在98名航天员中有87人对问卷作了回答，航天员的回答率是89%；31名太空医生全部作了回答，回答率是100%。

关于航天员与太空医生的关系，调查总的结果是，航天员与太空医生都认为他们之间的关系是健康的，而且随着相处时间的延长关系越来越好。调查又从三个方面展开：航天员与太空医生思想沟通的程度；航天员与太空医生相互信任的程度；航天员与太空医生的安全责任。

在思想沟通方面，航天员与太空医生都认为他们之间能坦诚地沟通思想，不过航天员认为，与太空医生的思想沟通是以互相信任为基础，能不能很好沟通取决于两人之间的关系，他们认为今后应继续改进与太空医生的关系，确保太空医生更好地为他们进行医疗保健。

在信任度方面，航天员与太空医生都认为，他们之间信任度很高，航天员认为，他们相信太空医生能保证他们在航天飞行中的健康与安全。航天员还指出，对太空医生的信任程度取决于彼此之间关系，互相理解是最重要的。航天员特别强调要保护他们的个人隐私，不能随便泄露他们的健康信息。太空医生也认为，航天员对他们的信任程度在很大程度上取决于对航天员健康信息（即个人隐私）的"保密"情况，特别是当航天员的健康信息关系到航天飞行的安全时，需不需要跟负责航天飞行的领导汇报的问题，太空医生相信，如果在任何情况下航天员的健康信息都不被"泄露"出去，航天员对太空医生的信任度就会大大提高。

在安全责任方面，航天员与太空医生都清楚理解他们的安全责任，特别是这种责任感促使他们要保持良好的关系。航天员和太空医生都认为，保持他们之间的良好关系可以提高航天飞行的安全水平。

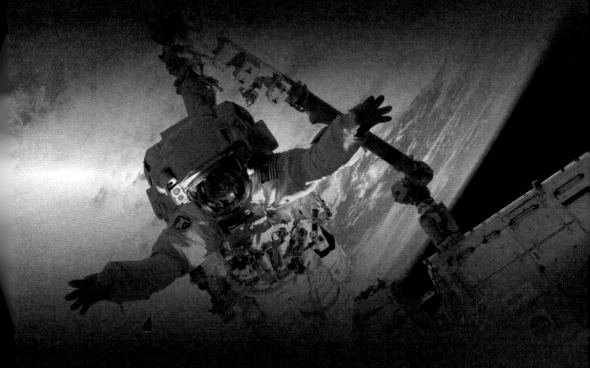

美国宇航局约翰逊航天中心的这次调查属于内部调查，即自己调查自己，因此得出这样的结果可以理解。但从字里行间可以看出来，美国航天员与太空医生的关系极为微妙，在某种程度上太空医生是"有苦难言"。试想：如果太空医生发现一名航天员身体有不适宜飞行的毛病，如果让这名航天员带病上天可能会影响飞行安全，太空医生应该不应该将这种情况及时报告给负责航天飞行的主管？如果太空医生向领导报告了这种情况，等于"泄露"了航天员的健康隐私，将会严重影响他与这名航天员的关系，以后将没法再继续做他的保健工作；但如果他不向领导报告，航天员带病上天，如果出了问题、并影响到飞行安全，太空医生又要承担重大责任。作为一名太空医生，该怎么办？

四、月球和火星上的医生

　　本世纪人类将重返月球和登上火星，要保证这两项任务的成功，首先要保障航天员的健康与安全。迄今为止载人航天主要是在地球低轨道上进行，上世纪 60 年代末和 70 年代初，美国阿波罗航天员虽然也登上月球，但是他们在月面上停留的时间不长。未来的月球任务是在月面上建立临时营地和月球前哨基地，航天员将在前哨基地上工作和生活 6 个月。从地球飞往火星，最近的距离是 5600 万千米，最远的距离为 3.2 亿千米，整个探测时间需要 3 年，这是人类有史以来最宏伟的工程。因此，做好月球和火星航天员的保健工作，是太空医生面临的严峻挑战。太空医生一般是不随航天员上天的，但要做好月球和火星航天员的保健，太空医生将随同他们一起登上月球或火星。

　　对月球和火星航天员保健的基本要求是：

　　（1）确保全体航天员的健康和安全，确保探测任务的成功；

　　（2）在火星机组成员中应有 1 名医生和 1 名医生助手，医生全面负责机组成员的健康，医生助手协助医生开展医疗保健工作；

　　（3）对于火星航天员的医疗保健虽然可以通过远程医学进行，但是由于不能保证实时的通信联系，因此要求医生和医生助手能独立自主地开展工作；

　　（4）在抢救危重伤病航天员时，可以动员所有的医疗资源，包括用于科学研究的仪器设备；

　　（5）如果航天员在月面上活动，应该具有在 4 天内返回地球的能力；如果是完成火星探测任务，则应该具有更为复杂的和完善的医疗保健设施；

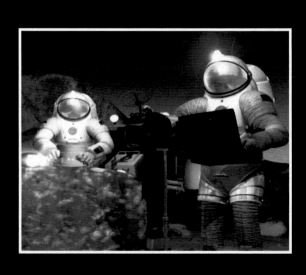

　　（6）航天员保健工作的基本途径是采用一级、二级和三级医疗预防措施，一级措施是首选，即对参加月球或火星任务的航天员按医学标准进行筛选，以减少他们在完成任务过程中患病的风险；

　　（7）根据核潜艇和南极科考队的数据，像航天员这样的健康人群，每人每年因病需要到医院或急诊室就诊一次的概率大约是 6%；而发生一次严重疾患需要重症监护的概率是 1%~2%，因此飞行过程中医疗保健系统的设计应符合这种概率；

（8）航天员的医疗救护分 4 个等级：门诊治疗、普通住院治疗、重症监护和临终关怀；

（9）在火星探测过程中由于医疗资源短缺可能导致航天员的发病率和死亡率增加，因此对生命垂危的航天员可采取姑息治疗或临终关怀。根据医疗资源的情况，对伤病航天员的救治可采取分别对待的原则。

未来的月球营地和前哨基地任务相似于今天的国际空间站，航天员如果生病或负伤，可以送回地球来救治，医疗后送大约需要 5 天时间。但是未来的火星探测任务没有这种可能性，由于距离遥远，航天员生病或负伤不可能送回地球，如果依靠远程医疗系统，又存在时间滞后的情况，因此需要医生和医生助手独立自主地完成医疗救护任务。为完成独立救护，必须对火星医生及其助手进行培训，要使他们学会独立处理火星探测过程中可能遇到的各种医疗救护问题。同时在探测过程中还要不断巩固和提高，整个探测过程历时数年，不能因为时间过长而将学到的知识忘掉。

在医疗救护过程中远程医疗也有不可忽视的作用，特别是在月球上。因为月球距离地球比较近，通信过程中的时间滞后只有 3 秒钟，对远程教育、远程咨询和远程操作指导影响不大。不过用遥控机器人做外科手术可能有一定困难。火星距离地球比较远，通信过程中的时间滞后最长达 44 分钟，因此连正常通话也不可能，不过可以使用电子

在火星上紧张工作的航天员

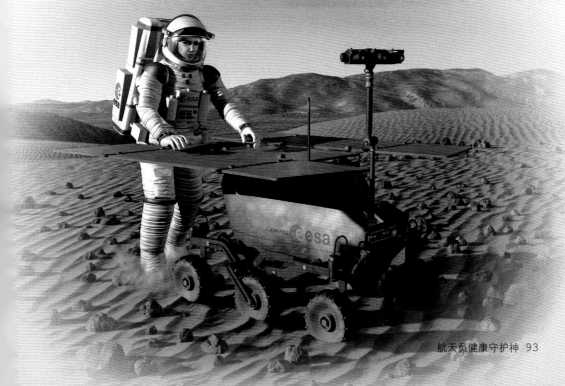

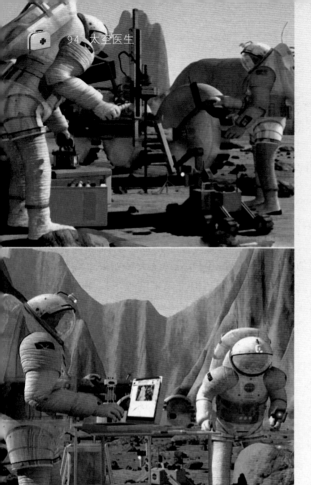

在火星上紧张工作的航天员

邮件或语音邮件。

不管医生的医术有多高明，要完成对航天员的医疗保健还需要适当的器材和设备。但凡是上天的器材都有质量、体积和功耗的限制，对于火星探测任务，这种限制可能更严。不过一些基本的医疗保健器材，不能因为这种限制而被裁减，否则就会影响航天员的生命安全。在为时3年的火星探测任务中，药品的保存是一个严重问题，一般的药品可能过期，特别是遇到强烈的宇宙辐射时，还可以使药品提早过期。因此如果有可能，在随后的火星运货飞船上应给医疗保健系统补充新的药品。

航天员的医疗救护跟地面一样分为4个等级：门诊治疗、普通住院治疗、重症监护和临终关怀。这4个等级的内容是：

（1）门诊治疗，是针对航天员的一些小毛病和小外伤，如擦伤、皮疹、冻伤和上呼吸道感染等，医生只需给予一些口服药或外用药，疾病即可痊愈，无需打针和住院。

（2）普通住院治疗，是针对航天员的一般性疾病，如憩室炎、肾结石、比较严重的肠胃炎，不明原因的腹痛和手腕骨折等，这类疾病不需要医生的密切观察，但需及时治疗，可能还需要打针或静脉注射、限制活动、进流食和监测体温、血压等。

（3）重症监护，是针对危重病员，病员的多个器官系统出现衰竭，需要进行重症监护，如严重创伤后出现昏迷或大出血、心肌梗死、心脏节律紊乱、精神病、严重感染引发败血症、吸入大量有毒物质、急性放射病或重症减压病等。

（4）临终关怀（或称姑息治疗），航天员的疾病已经没有任何治愈的可能，死亡是迟早的事，因此采取姑息治疗或临终关怀。不过在采取姑息治疗或临终关怀之前，首先要制定标准，明确规定什么样的病人可以采取姑息治疗，什么时候采取姑息治疗，因为这是人命关天的大事，有了标准，太空医生才"有法可依"。另外，在对伤病航天员采用姑息治疗前，太空医生还需征求地面飞行控制中心领导、地面医学专家组、航天机组的其他成员和生病航天员家属的意见，然后得到宇航局的同意和批准，方可实施。

五、火星医生的培训

目前国际空间站上没有太空医生，只有由航天员兼职的卫生员。根据美国宇航局的规定，每批国际空间站的航天员中至少指定两名航天员担任兼职卫生员，其中一名正式的，另一名候补的。兼职卫生员必须经过短期培训，培训时间一般为 40 小时。国际空间站之所以没有太空医生只有兼职卫生员，是因为站上的航天员一旦生病或负伤，可以及时送回地球来医治。而且在国际空间站与地球之间经常有航天飞机或联盟号飞船来来往往，一般不会耽误航天员的治病时间。未来的月球任务与今天的国际空间站相似，航天员如果生病或负伤也可以送回地球来救治，医疗后送时间最多 5 天。唯一不可能将生病或负伤航天员送回地球来医治的，只有火星探测任务。

在未来的火星任务中，一般都有太空医生随航天员一起登上火星。这种太空医生也称为火星医生。火星医生除了要参加航天员培训外，还要经过 1~2 年的专门医学培训，培训内容包括：航天医学、内科学、外科学、耳鼻喉科学、急诊医学、泌尿科学、行为科学、精神病学、妇科学和肠胃病学。此外，他们还将学会在火星表面、在完全没有地面专家咨询的条件下，独立自主地开展伤病航天员的医疗救护，甚至做一些比较复杂的外科手术。

通过专门的医学培训，火星医生要学会以下的手术和技能：

（1）通过腹腔镜进行腹部手术，如阑尾切除术、胆囊切除术、结肠造口术、肝门直肠手术、肠切除术、溃疡穿孔修补术；

（2）妇科手术，如卵巢切除术；乳房切除术，乳房组织活检；

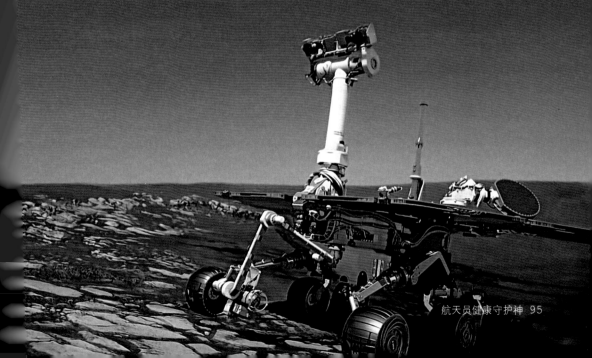

（3）病理组织制备、切片和分析；微生物标本的提取和检验；

（4）简单胸部手术，胸导管插入，使用胸腔镜检查；

（5）四肢手术，包括截肢和简单的肌腱修复；骨折处理，包括简单的切开复位术，内固定和清创；皮肤及面部损伤的修复；

（6）眼科、口腔科和耳鼻喉科的简单操作，如从眼睛、耳朵和口腔内取出异物等，牙痛的简单处理；

（7）麻醉操作：局部麻醉和全身麻醉；

（8）各种医疗仪器的保养和维修；

（9）简单的心理咨询和行为治疗。

总之，一名火星医生所要掌握的知识和技能，几乎覆盖了医院的各个科室，虽然不要求十分精通，但要能完成基本的操作和手术，让远离地球的航天员康复并保住性命。毫无疑问，世界上有很多著名的医学院，曾经培养出很多优秀的医生，它们可以开设上述所有的课程，但是至今还没有一所医学院培养过火星医生。如何培养火星医生，虽然美国宇航局进行过研究，但还只是纸上谈兵，从来没有实践过。人们都说，当火星航天员不容易，但是当火星医生更不容易。试问：一个人怎么能既有航天员的资质和身体条件，在掌握火星探测方面知识的同时，还是一名技术全面的医生，能为伤病航天员做各种各样的手术？

其实这种担心是多余的。因为根据美国宇航局的载人航天计划，人类的火星探测可能在 2030 年以后实施，也就是说是 20 年以后的事。经过 20 年，航天医学将发展到什么水平？今天，科学技术迅猛发展、日新月异，人们几乎不可想象 20 年后航天医学和技术的水平。最近有些科学家在讨论 5 年以后航天医学的发展水平，其中有人设想 5 年以后航天员的医疗保健可出现以下新技术：

（1）在诊断方面：可为每个航天员建一个健康数据库；建一个所有疾病的病因、诊断和治疗数据库；建一个能解决所有医学问题的数据库；

（2）在对病人的监测方面：将为伤病航天员安装智能监护系统，在病人不知不觉的情况下就能测出体温、血压、呼吸、心电图、肝功、肾功和各种生化指标，甚至还能测出病人的心功能；

（3）在成像技术方面，可以随时获得病人脑、心、肺、腹腔内脏器和全身骨骼系统的图像；

（4）在外科手术方面：将出现能做外科手术的智能机器人；自动插管器和自动呼吸机；自动静脉输液器和自动输液泵；并将大量使用纳米技术、纳米材料和虚拟现实系统；

（5）在治疗方面：可能出现疗效更好、副作用更低的新药。

也许未来的火星医生只需要对各种医疗仪器和设备进行监控，而不必亲自动手，甚至还可能发明出能对各种医疗仪器和设备进行监控的机器人，帮火星医生照管一切，到那时火星医生还有何事可做？

太空中的医学实验

　　太空医生为航天员进行医疗保健的理论和知识来源于太空医学，也称为航天医学。太空医学的发展主要靠太空中的医学实验和地面的模拟研究，但地面模拟研究的结果最后也要通过太空医学实验来验证。载人航天的历史如果从前苏联航天员加加林上天算起，不过 50 年，而早在 20 世纪 40 年代，科学家就已经开始使用动物在太空进行生物学和医学实验。

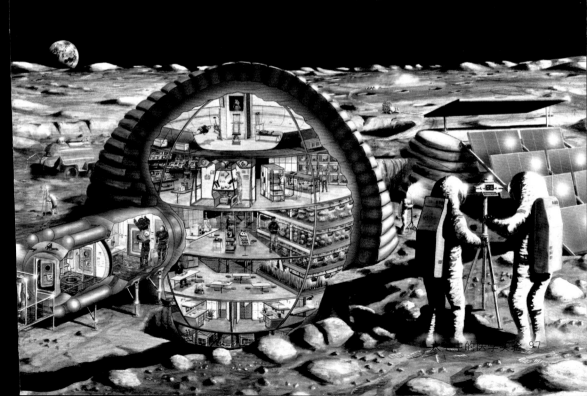

月球大型载人基地

一、载人航天的先驱——动物航天员

如果有人问：谁最早进入太空？你可能会说当然是前苏联航天员加加林。其实最早进入太空的不是人，而是动物。1948 年 6 月 11 日，一只恒河猴被科学家用 V-2 火箭从美国新墨西哥州的白沙试验场射入太空，不过这次发射是以失败告终。两天以后，也就是 1948 年 6 月 14 日，另一只恒河猴又被科学家用 V-2 火箭发射升空，并达到 130 千米的高度。这只猴子最后因降落伞发生故障而被摔死，但它可是第一只进入太空的动物。1949 年 12 月 12 日，第三只猴子被发射升空，这只猴子的身上还附着生理监测仪器，这次飞行非常成功，飞行对动物没有不良影响，不过最后这只猴子也是因着陆冲击而死。1951 年 9 月 20 日，一只名为约里克的猴子和 11 只小老鼠被科学家用"空蜂"火箭从新墨西哥州的霍洛曼空军基地发射升空，到达 70 千米的高度，这些动物被成功回收。因此，约里克是第一只从太空活着回来的猴子。1952 年 5 月又发射两只猴子，由于对生命保障系统进行了改进，两只动物健康返回地面。

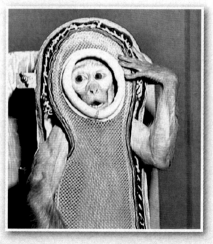

1959 年一只名叫萨姆的猴子被发射升空

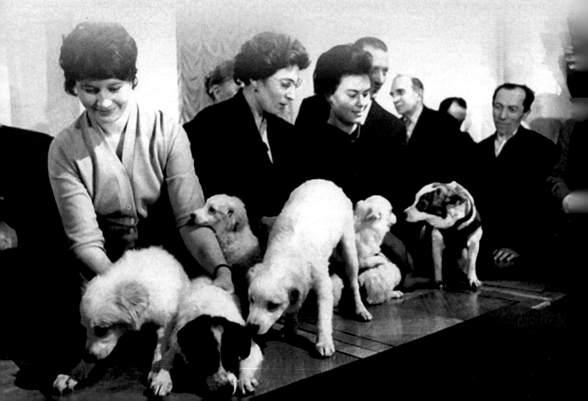

1955~1960 年前苏联发射的太空狗

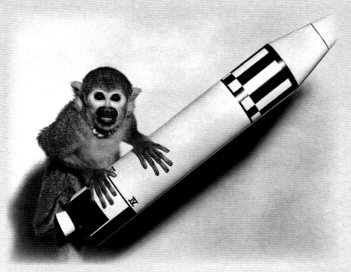

1959年一只名叫巴克的猴子也被发射升空

科学家为什么要将动物发射到太空去做实验？这是因为在人上天之前，科学家并不了解人上天以后能不能存活，特别是失重对人体到底有多大影响，在这种情况下不能贸然将人送上天，只能让动物"先行"。

1948~1952年，美国一共发射了8枚用于生物实验的火箭，7只麻醉的猴子和14只清醒的小鼠，火箭飞行高度为58~134千米。实验记录了飞行中猴子的心率、呼吸和血压，并拍摄了小鼠的行为。这些实验不仅了解到整个飞行中动物的状态，而且对载人航天器的设计和改进也提供了重要数据。1958年，美国利用火箭进行了3次载小鼠的亚轨道飞行实验，飞行高度为224千米，目的是研究动物在20~30分钟失重时间内的生理反应。通过遥测心电说明，小鼠可以耐受整个飞行过程。1958~1959年，美国利用"丘比特"火箭进行了3次载动物飞行，目的是观察未麻醉的猴子在飞行过程中的意识和确定保障生命活动的基本参数。虽然其中的两次飞行没有回收到动物，但采集的遥测数据为以后的载人航天飞行提供了重要参考。

与美国相比，前苏联的太空动物实验更是有过之而无不及。大量的太空动物实验为前苏联载人航天的首次发射成功起了重要的保障作用。前苏联科学家喜欢用狗而不用猴做实验，是因为他们认为狗比较安静，不像猴子那样好动，而且他们多用母狗，据说是因为这种动物粪便容易处理。

在1949年以前，前苏联主要是用 A－3 和 A－4 系列火箭做实验。1949~1952年，前苏联进行了密闭舱生物火箭探测，发射了6枚火箭，飞行高度为110千米，有9只狗参加实验，其中3只参加过两次，目的是检测动物密闭舱的生保系统和回收系统性能，并了解动物高空飞行时的生理反应和行为变化。飞行结果证明，采用再生气体的密闭舱可以保证2只狗飞行3小时，高空飞行没有引起动物生理和行为的明显改变。

不过在1951年的一次实验中，有一只狗还出了一个小故事。那次实验是用两只狗，其中有一只名叫"勇敢"，在发射前一天的傍晚，试验员带"勇敢"外出散步时，当试验员一松开链条，它就像脱缰的野马似的，向西伯利亚没有树木的一片大草原跑去，它似乎已经意识到即将来临的太空之旅，因此不管人们怎样呼喊，它也不回来。由于

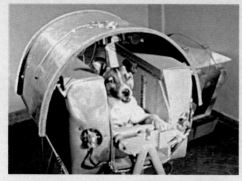

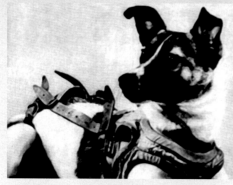

第一只上天的小狗莱依卡

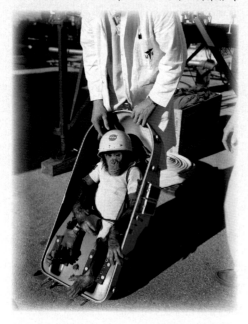

黑猩猩"哈姆"

丢了一只试验动物，他们本想将这件事报告给发射任务的主管科罗廖夫，但丢掉狗的试验员建议在餐厅周围流浪狗中挑一只来替补。于是他们便挑选了一只体形适宜的杂种狗，给它洗干净身子，安放好传感器，并给它穿上太空狗服，准备发射升空。

发射工作进行得很顺利，两只狗均安然无恙地活着返回地球。当科罗廖夫走到降落舱跟前，立刻注意到那只替补狗，他震惊地问："你们从哪儿搞到这只狗的？它叫什么名字？"实验人员只能如实告诉他发射前的那个傍晚所发生的事情。这时，另一名实验人员走了过来告诉大家，那只逃跑的狗已经回来了，现在正在它的窝里睡大觉。

1953~1956年，前苏联发射了9枚火箭，飞行高度为110千米，12只狗参加实验，记录了狗在飞行中的四大生理指标（呼吸、心率、血压和体温），目的是研究穿密闭服的动物在非密闭舱内的生理反应以及在不同高度弹射回收动物的安全性。飞行结果证明，在非密闭舱中穿着密闭服的动物，在79~86千米高度以565~728米/秒的速度和在39~46千米高度以1020~1150米/秒的速度弹射回收是可行的；在完全和部分失重的情况下，动物的脉搏、呼吸和血压无明显异常。

1955~1960年，前苏联发射了11枚火箭，飞行高度为212~450千米，14只狗参加实验，部分动物飞行了2~3次。目的是探测更高高度的飞行对动物的影响，研究有关设备与防护措施在保证动物安全中的作用。飞行结果证明，失重对狗的生理功能影响不大，在整个飞行期间密闭舱可靠地维持了动物的生命；在再入阶段，由于引导伞释放时的振动和翻滚产生了多种加速度，对狗产生严重影响，回收后发现部分狗的肛门、鼻和眼巩膜有出血现象。此结果对载人航天器的发射和返回技术提出了更高的要求。

通过生物火箭实验前苏联科学家达到了以下目的：

（1）获取了火箭在飞行过程中的一些动力学因素（如超重、冲击、失重、噪声和振动）对动物生理系统影响的实验资料；

（2）初步了解了高空大气的物理性质和宇宙辐射的强度；

（3）初步解决了密闭舱弹射、回收和安全救生的方法；

（4）研究了密闭舱生命保障系统和防护装置；

（5）发展了生物遥测技术。

1957 年 11 月 3 日，前苏联在发射了第一颗人造地球卫星后的一个月，又发射了第二颗人造卫星，这颗卫星重 508 千克，圆锥形。与第一颗卫星不同的是，在这颗卫星上增设了一个密封生物舱，舱内有一只名叫莱依卡的小狗。小狗的身上连接着测量脉搏、呼吸、血压的医学仪器，通过无线电可以随时将这些数据传递到地面。为了使舱内空气保持新鲜清洁，还安装了空气再生装置和处理粪便装置，并使舱内保持一定的温度和湿度。科学家们为了使小狗能够有规律地用餐，还设计了一套自动供食装置，信号灯每天三次定时亮起来，莱依卡看见灯亮就知道该用餐了。由于受到当时技术条件的限制，这颗卫星无法回收，许多极为珍贵的实验数据未能返回地面。

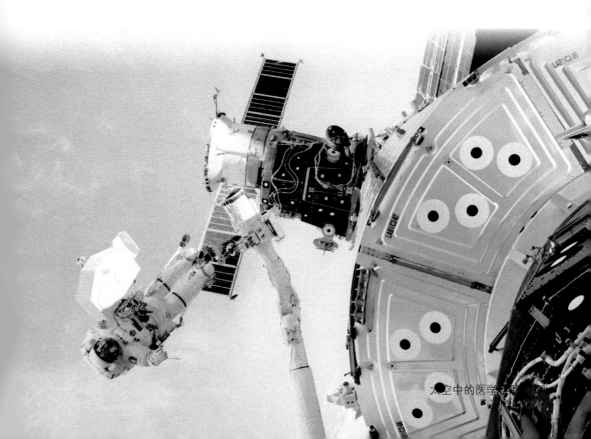

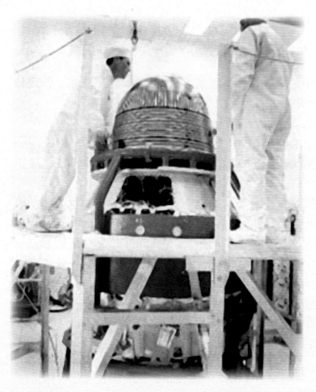

美国的生物卫星3号

莱依卡成为英雄完全出于偶然。开始时实验人员为这次飞行准备了5只狗，发射前他们将这5只狗都带到了拜科努尔航天发射中心。莱依卡原本是一只街头流浪的杂种狗，实验人员找到它后进行了匆忙训练，原先并不看好。不过一位将军很喜欢莱依卡的样子，建议让这只狗上天，而且其他将军也同意。由于技术故障，载有莱依卡的运载火箭在发射台上停留了将近3天。当时已是11月份，外面气温异常寒冷，为了防止小狗受冻，科罗廖夫命令用热空气对着卫星从外部加热。莱依卡被冻的几乎失去知觉，但它还要忍受了初期的考验。但是当卫星进入轨道后，由于太阳光的照射，舱内温度迅速升高。当运行到第五圈时，舱内的温度达到摄氏40度，莱依卡的身体几乎被烤焦。

莱依卡在卫星生物舱内生活了一个星期，完成全部实验任务，这时为它准备的食物和氧气也已耗尽。为了不让它遭受痛苦，实验人员还设计了一种特殊的注射器，实验人员在地面通过遥控装置给它注射毒剂，让它安乐死。而这颗人造卫星一直运行，直到1958年4月才在随入大气中烧毁。

我国在1964~1966年成功地发射了T7A－S1和T7A－S2生物探空火箭，将狗、大白鼠和小白鼠等动物垂直发射到70~80千米的高空，科研人员研究了在火箭发射过程中，不同阶段（即主动段、失重段和返回段）环境对动物机体的影响。

1960~1961年，前苏联利用可返回地面的卫星式飞船进行了生物研究，先后发射了5艘卫星式飞船，除第1艘外，其他的飞船上都载有动物（狗、

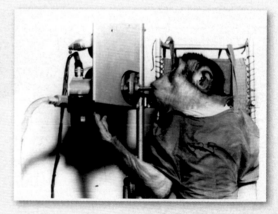

正在训练生物卫星3号的猴子

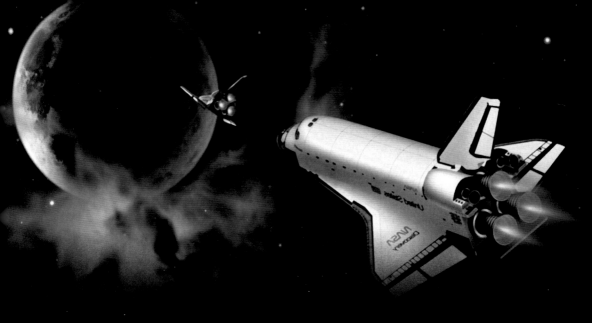

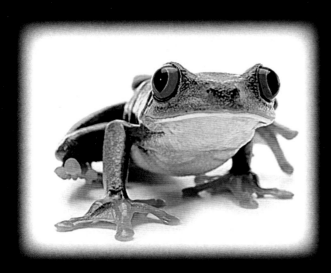

1990 年日本记者将一只树蛙带到和平号空间站上

大鼠、小鼠、豚鼠、蛙和果蝇等）。在卫星式飞船飞行期间，利用遥测技术记录了狗的四项生理指标，并用舱内的电视摄像机记录了动物的反应和行为。

美国在载人航天的准备阶段也进行了亚轨道和轨道飞行实验，主要以猴和黑猩猩作实验对象。例如美国在"水星"飞船上进行了动物飞行实验。1961 年 1 月 31 日，一只叫做"哈姆"的黑猩猩在"水星"飞船的座舱内完成了 16 分 32 秒的亚轨道飞行。3 个月后，航天员谢泼德才完成了首次载人亚轨道飞行。同年 11 月，另一只叫做"埃罗斯"的黑猩猩也乘"水星"飞船上天，完成了 3 圈轨道飞行。1962 年 2 月 20 日，美国航天员格林跟随其后完成了首次载人轨道飞行。

与火箭相比，生物卫星飞行的时间更长，而且具有较长时间的失重状态，因此可以获得更多的实验资料。通过在生物卫星上的动物实验，使人们进一步消除了人上天前的许多疑虑，航天因素对人体不会造成致命危害，证实了载人航天的可能性，因而为载人航天的实施铺平道路。

动物航天员在人上天前完成了大量的航天飞行实验，为人类的上天铺平道路，但是在人上天以后动物航天员的任务并没有结束，它们又开始新的航天旅程。为人类的

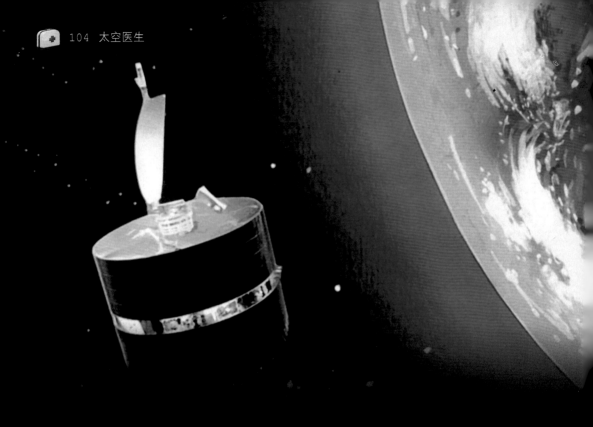

航天事业再立新功。

　　1966~1969 年，美国进行了生物卫星计划，原来准备发射 6 颗生物卫星，后来只发射 3 颗。1966 年 12 月 14 日，生物卫星 1 号从肯尼迪角发射，实验舱内装有 13 种生物标本，包括昆虫，蛙卵，微生物和植物。卫星在轨道上运行了 45 小时，再入大气层时由于反推火箭失灵，卫星未能回收下来。经过技术改进以后，1967 年 11 月 7 日生物卫星 2 号又从肯尼迪角发射，由于回收区域的热带风暴和通信系统故障，原计划 3 天的飞行任务被提前结束。生物卫星 2 号上的生物标本跟 1 号相似，目的是研究在微重力条件下生物标本对电离辐射的敏感性。生物卫星 3 号于 1969 年 6 月 28 日发射，卫星上只有一只命名为波呢的猕猴，体重 6 公斤，计划飞行 30 天，目的是研究航天飞行对动物脑功能、行为表现、心血管功能、新陈代谢、液体和电解质平衡的影响。不过 9 天以后任务终止，原因是动物健康状况恶化。由于严重脱水导致心脏病发作，回收下来后 8 小时动物死亡。

　　前苏联从 1970 年开始发射以"宇宙"命名的一系列生物卫星，之后还邀请美国、法国、匈牙利、波兰、捷克、保加利亚、罗马尼亚、民主德国等国参加。20 世纪 70 年代发射的"宇宙"系列卫星中携带的哺乳动物主要是大鼠，到 80 年代后期还增加了猴。

"宇宙"生物卫星计划的目的是了解短期失重和辐射对动物体的影响以及保护动物免受失重影响的方法。

除了在生物卫星上进行研究外，美国、前苏联／俄罗斯和欧洲宇航局还利用有人和无人飞船以及空间站、航天飞机等进行了大量的搭载动物实验。如前苏联在联盟号飞船、礼炮号空间站与和平号空间站中都进行过动物实验。动物实验研究的范围很广，包括遗传学、胚胎学、细胞学、组织学、形态学、解剖学、生理学、生物化学、行为学、放射生物学等。研究的结果不仅证实了以前短期航天飞行时所观察到的一些生物现象，而且还获得了一些新的发现。美国除了在载人飞船上进行了生物学实验外，还在航天飞机上进行生物学实验。

参加过航天飞行的动物种类繁多，包括灵长类动物（黑猩猩、恒河猴、松鼠猴、卷尾猴），啮齿类动物（囊鼠、大鼠、小鼠、田鼠、豚鼠、兔），爬行类动物（蝾螈、蛙、龟）和狗、猫、鱼等。通过这些动物的航天飞行实验，科学家弄清楚了失重和宇宙辐射对人体生理系统的影响。这些动物航天员无名英雄，是载人航天的先驱。

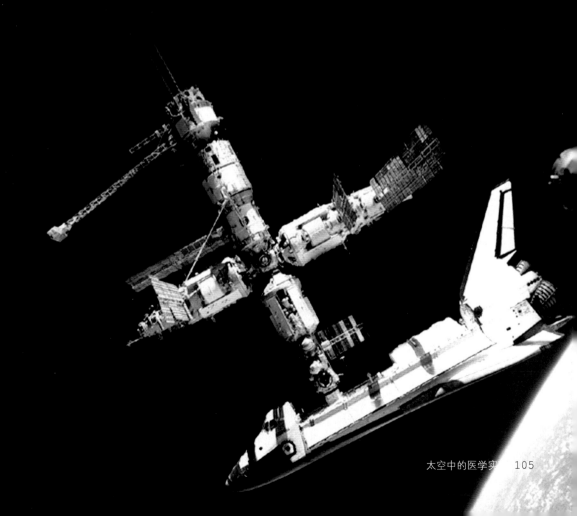

二、太空中的两个实验室

　　要在太空对人体生理学和医学问题进行详尽的研究，最好的办法莫过于在太空建立一个医学实验室。虽然至今还没有哪个国家在太空建立一个专门的医学实验室，但是在太空曾经建立过一种多学科的研究实验室，这就是美国的"天空实验室"和欧洲宇航局的"空间实验室"。

美国的试验性空间站"天空实验室"

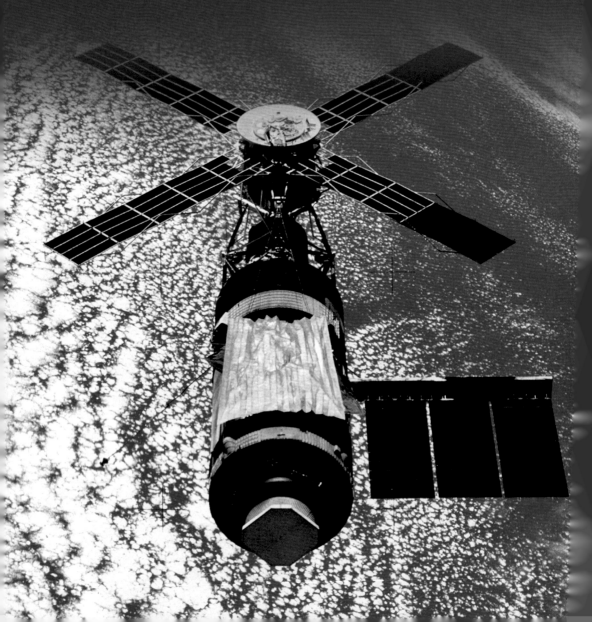

1. "天空实验室"

美国第一个环绕地球轨道运行的试验性空间站，全长 36 米，直径 6.7 米，重 82 吨。它用"土星 5 号"运载火箭发射。轨道高度约 435 千米，运行周期 93 分钟，倾角 50 度。自 1973 年 5 月到 1974 年 2 月先后接纳过 3 批航天员，每批 3 人，在站分别工作了 28 天、59 天和 84 天。航天员用 58 种仪器进行

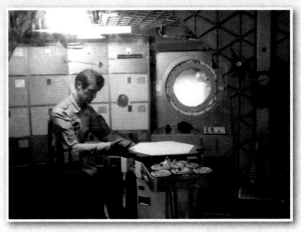

"天空实验室"内部模型

了 270 多项试验研究，其中用太阳望远镜观测太阳拍摄了 18 万张太阳活动的照片；用 6 种遥感仪器对地球进行了观测、拍摄 4 万多张地面照片；用 7 种仪器研究太阳系和银河系的情况。不过最重要的是进行了长期失重对人体生理影响的实验研究。

"天空实验室"由轨道工作舱、过渡舱、多用途对接舱、太阳望远镜和"阿波罗"飞船 5 部分组成。其中轨道工场是空间站的主体，是最大的部分，这是一个"二层小楼"，下层供航天员睡觉、准备食品、吃饭、整理个人卫生、处理废物，并进行一些实验工作，上层有一个大工作区和贮水箱、贮放食物箱、冷冻箱以及实验设备和生活用品。轨道工场外面有一个薄的铝制防护罩，发射时这个罩紧贴在轨道工场上，到大气层外自动张开，防护罩距轨道工场 127 毫米，它遮挡阳光使舱内保持合适的温度，并可防止微流星体的碰撞；气闸舱是航天员进行舱外活动的进出口；对接接合器是提供与阿波罗飞船对接的接口；太阳观测台是可供航天员进行天文观测的主要设备。

"天空实验室"在太空运行了 2246 天，绕地球 3.4981 万圈，航程达 14 亿多千米。1979 年 7 月 11 日进入大气层烧毁。

"天空实验室"的科学实验可分为 7 大类：科学、技术、操作、医学、地球资源、阿波罗太阳望远镜和学生实验，其中医学实验共 19 项。这 19 项实验可分为 6 个领域：一般临床医学问题，神经生理学，肌肉功能，体液和血液生化，心血管功能，营养和代谢功能。这些医学实验涉及当时太空医生最关心的航天医学问题，如航天员的保健，飞行中的疾病预防，航天运动病，骨骼矿物质丢失，肌肉萎缩，血容量减少，红细胞质量下降，心血管对失重的适应，立位低血压和代谢障碍等。

"天空实验室"有两大特点：第一是飞行时间长，最长达到 84 天，在当时情况下是最长时间的载人航天飞行，因此给实验人员提供了研究长期失重对人体生理影响的机会；第二是内部空间大，可以安装各种各样的实验仪器和设备，因而能进行多学科的实验，换句话说，就是能对人体在失重状态下的生理变化进行全方位、多角度的研究。

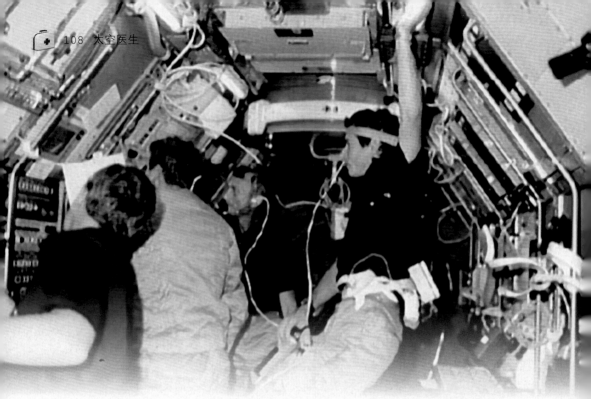

航天员在"空间实验室"里做实验

2. "空间实验室"

由欧洲宇航局研制的一种多功能、多用途、半自主的轨道研究设施，安放在航天飞机的货舱内，由航天飞机带上天，跟航天飞机一起在轨道上运行，然后随航天飞机返回地球。该设备能完成各种空间科学与应用研究任务，每次飞行能接纳 1~4 名有效载荷专家。按照设计要求，"空间实验室"能在近地轨道上完成 5 个领域的研究与实验任务：对地观测，天文观测，生命科学研究，生物医学实验和工业技术研究。

"空间实验室"在设计时采用了模块式组合结构，它的组成单元主要有两个：加压舱和 U 形台架。其中加压舱又由核心舱和实验舱两段构成。核心舱直径 4.06 米，长 2.7 米，它的内部装有生命保障系统和数据处理设备、支持系统和工作台，外部设有光窗和观察口；实验舱内部装有各种科学仪器，它的长度也是 2.7 米，直径 4.06 米，它的顶部设有气闸通道，航天员可以通过这个通道进入开放的宇宙空间。核心舱可以单独执行飞行任务，实验舱只能在组合后执行任务。U 形台架每个长 2.9 米，宽度 4.06 米。它的上面有 18 块可安装各种仪器的金属板，按规定每个台架上安装仪器的总重量不得超过 3 吨。

1983 年 11 月 28 日，"哥伦比亚号"航天飞机将"空间实验室 1 号"发射升空，开始了"空间实验室"的第一次试验工作。1998 年 4 月 17 日"哥伦比亚号"航天飞机将"神经实验室"带上天，完成了"空间实验室"的最后一次飞行。"空间实验室"先后共进行过 23 次飞行，其中有两次完全用于空间生命科学实验，即"空间实验室生

命科学 –1 号"和"空间实验室生命科学 –2 号"。

　　"空间实验室生命科学 –1 号"是 1991 年 6 月 5 日由"哥伦比亚号"航天飞机带上天，经过 9 天轨道运行，于同年 6 月 14 日返回地球。这次飞行任务由美国宇航局约翰逊航天中心负责，来自俄罗斯、法国、德国和加拿大的科学家参加了这次研究任务。这次飞行的主要任务是对两种生命科学实验设备进行太空验证，实验动物是 74 只雄性老鼠，分为两组：实验组 29 只；地面对照组 45 只。在发射时老鼠的体重为 250~300 克，年龄为 9 周。此外还有 2400 只月亮水母。

　　"空间实验室生命科学 –2 号"于 1993 年 10 月 18 日由"哥伦比亚号"航天飞机带上天，经过 14 天飞行，同年 11 月 1 日返回地球。这次飞行的任务是研究人和老鼠的骨骼、肌肉、血液和平衡系统在航天飞行中结构和功能的变化。实验共有 6 项，都是由美国宇航局艾姆斯研究中心负责，实验动物是老鼠。在这次实验中首次从航天员身上取血和对动物进行组织活检。通过这种飞行中的实验，使科学家能区分太空微重力的影响和返回地面后人体对地球重力的再适应能力。在飞行中对老鼠进行组织活检，然后将标本保存起来，返回地面后分发给美国、俄罗斯、法国和日本的科学家。

　　1998 年 4 月 17 日，"空间实验室"最后一次飞行结束后，太空中的医学实验就改在国际空间站上进行。

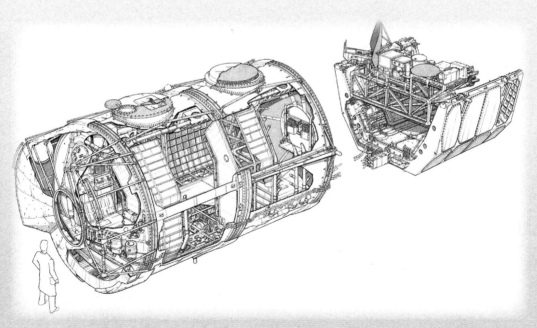

"空间实验室"结构图

三、作为国际实验室的国际空间站

什么是国际空间站？这是一个似乎人人都明白而又不容易说不清楚的问题。如果给国际空间站下一个简明的定义，这就是"国际空间站是一个建在太空的国际性的研究实验室"。这个定义有两个依据：第一，国际空间站的目的就是在太空建一个大型研究实验室，供研究人员在上面长期进行科学实验；第二，美国宇航局最近将国际空间站的美国部分称为美国的"国家实验室"。国际空间站是许多国家的航天机构联合建造的，其中有美国宇航局、欧洲宇航局、俄罗斯联邦宇航局、日本宇宙航空研究开发机构、加拿大宇航局和巴西宇航局。如果美国将国际空间站的美国部分称为国家实验室，其他国家也同样可以将自己的部分称为自己国家的实验室，整个国际空间站就是一个国际性的研究实验室。

国际空间站是一个建在太空的国际实验室，这个实验室跟我们在前一节介绍的"天空实验室"和"空间实验室"完全不同：从性质上说国际空间站是国际性的，而"天空实验室"是美国独有的，"空间实验室"是属于欧洲宇航局的；从规模和结构上说，国际空间站的规模要大得多，结构也复杂得多。国际空间站重344吨，长73米，宽108.5米，高20米，内部生活空间373立方米；美国的"天空实验室"，重77吨，内部空间283立方米；欧洲宇航局的"空间实验室"，加压舱直径4米，长2.7米，如果将两个加压舱连接起来，外部长度为6.9米。航天员在国际空间站上一般停留6个月，在"天空实验室"中停留最长时间为84天，"空间实验室"跟航天飞机一起上天，一

国际空间站

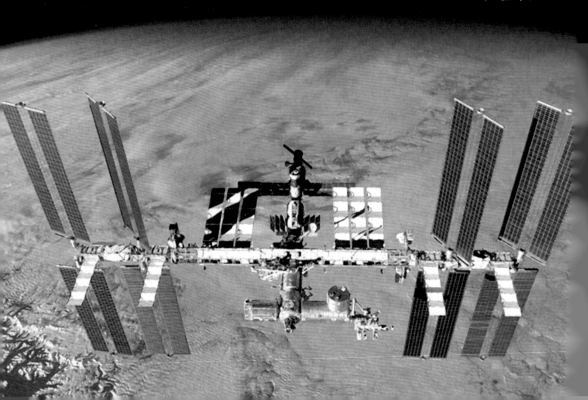

起返回地球，停留时间一周左右。总而言之，国际空间站是一个超大型的、国际性的、设备先进的太空实验室。

国际空间站的主要结构：①基础桁架；②服务舱；③功能货舱；④多个实验舱；⑤3个节点舱；⑥联合对接舱；⑦俄罗斯的小型对接舱；⑧多

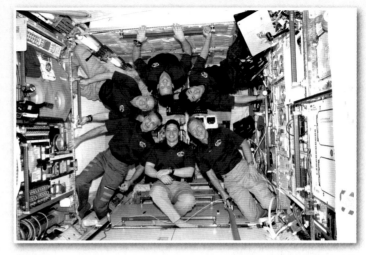

航天员在国际空间站上

功能实验舱；⑨2个超小型研究舱；⑩穹顶观察舱；⑪能源系统和太阳能电池帆板；⑫移动服务系统。其中属于美国的结构是美国的实验舱、节点1号舱和联合对接舱，功能货舱是美国出资由俄罗斯负责研制并发射。2005年美国宇航局的授权法案将国际空间站指定为国家实验室，目的是提高国际空间站的使用率，让美国的联邦科研机构和民营科研部门都有机会派科研人员上去进行科学实验。

国际空间站作为一个国际性的研究实验室，上面有最先进和最齐全的实验设备。国际空间站上的实验设备可分为7大类：人体研究设备、生物学研究设备、物理学研究设备、地球观测研究设备、宇宙辐射测量设备、多用途研究设备和空间站外部设备。这7大类设备中数量最多的是人体研究设备，其次是生物学研究设备。

国际空间站也是一个多学科的研究实验室，研究领域包括医学、生物学、物理学、天文学、地球科学、材料科学和大气科学等。在医学方面，主要研究长期航天对人体生理的影响，如骨矿物质丢失、肌肉萎缩和体液转移等。这些研究成果可以用来确定人类未来进行长期航天飞行，特别是载人火星探测是否可行、会有何种风险。根据这些数据，科学家发现，如果未来的航天员乘坐火星飞船到达火星表面，他们有可能出现骨折和行走困难。

在利用国际空间站进行医学研究方面，美国国家航天生物医学研究所走在了前列。最有意义的一项成果是"微重力条件下的超声诊断"，该所的科研人员让国际空间站上的航天员在远程专家的指导下进行超声波扫描诊断，并处理各种各样的医学问题。国际空间站上一般是没有太空医生的，航天员生了病，对疾病的诊断是一个大问题。这项研究成果不仅解决了太空航天员生病后的诊断问题，而且在地面也有广阔的用途。例如在边远地区或南极科考站，即可让一些没有学过医的人在远程专家的指导下对病人进行超声扫描，然后再进行一些简单的处理或治疗。

国际空间站上的科学家还利用站上的设备研究动植物的生长、发育和进化过程，医学专家观察到微重力对人体组织生长影响的三维图像。流体物理家研究微重力条件下流体的行为，由于微重力条件下流体几乎能完全混合在一起，因此物理学家就将一些在地面上不能很好混合的流体拿到太空去混合。此外由于在低重力和低温下一些化学反应会减慢，科学家希望利用这种条件能对超导性获得新的认识。材料科学是国际空间站上研究的重要项目，通过改进地面上的材料加工技术以获得经济效益。站上科学家感兴趣的领域还有低重力环境对燃烧的影响；控制污染物的排放量和燃烧效率。这项研究有可能提高人们对能量生产的认识，从而提高经济效益，减少对环境的影响。科学家正计划利用国际空间站来研究地球大气层中的二氧化碳、臭氧、水蒸汽和气溶胶，同时研究宇宙中的宇宙射线、宇宙尘、反物质以及暗物质。

1998 年 11 月 20 日国际空间站第一个结构件"曙光"号功能货舱发射升空，同年 12 月由美国制造的"团结"号节点舱升空并与"曙光"号连接，2000 年 7 月"星辰"号服务舱与空间站连接。2000 年 11 月 2 日首批航天员登上国际空间站，到 2009 年 12 月，已经有 23 批航天员访问国际空间站。2008 年 11 月，在庆祝国际空间站 10 周年的时候，美国宇航局对航天员在站上所做的科研工作进行总结，在一份长达 262 页的总结报告中说，国际空间站是边组装边做科学实验，10 年中有 14 批航天员在站上完成了 138 项科研实验，并取得一大批科研成果。这些实验涉及技术科学、物理科学、生命科学、人体研究和地球观测等，这些科研实验不仅有重大的科学价值，而且给地球上人们的日常生活和工作带来益处。

这些实验研究的具体成果是：

1. 航天技术开发

在国际空间站上，美国宇航局的首要目标是开发和试验未来太空探测所需的新技术和新材料。迄今为止在国际空间站是已经进行了 22 项新技术试验，其中包括开发微重力条件下特有的新技术、监测国际空间站的内外环境、试验未来航天器用的新材料、研制航天器的新系统、研究卫星新的指挥和控制方式、重新设计航天器的烟雾探测器、成功演示了能快速检测不同污染物（如细菌和真菌）的微流体技术以及能监测空气污染物的特殊仪器包。

材料研究是国际空间站上最具有创新性的研究，很多材料能耐受宇宙空间的恶劣环境，如太阳辐射、原子氧的侵蚀、热循环、微流星体、太空碎片的冲击和航天器自身的污染。至今已经对数百种材料进行过测试。对材料的这种研究使科学家明白，航天器上的一些材料为什么在太空环境中会发生降解，也使科学家能预测一些新材料的耐久性（如制造太阳能电池的材料）。目前在国际空间站上测试的材料包括用于建造"猎户座"航天飞船的材料。科研人员还将所有的测试数据汇编成册，供新型航天飞船的设计人员、开发人员和建造人员参考。

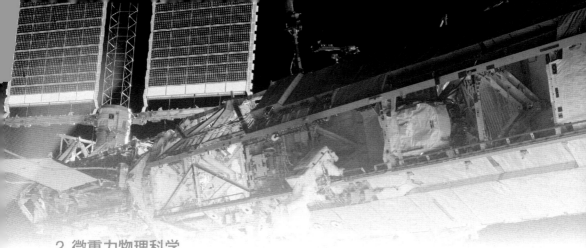

2. 微重力物理科学

自 2000 年以来，在微重力物理科学方面的研究课题已有很大变更，15 批航天员在国际空间站上完成了 33 项物理学实验，发表了 40 多篇科研论文。早期的物理学实验主要是微重力条件下蛋白质晶体的生长，研究流体的基本性质以及胶体的特殊行为。今天主要由美国宇航局发起的研究，重点是关于胶体和复杂流体的基本属性，这是物理学研究的新领域，即软物质物理学。这种软物质的基本属性是由粒子的行为以及形成特殊结构趋向所决定。

虽然国际空间站上研究的都是物理学和化学中的一些基本问题，但研究成果不仅可以用来开发未来的航天技术，而且在地球上也有极大的实际应用价值。如微重力条件下毛细管内流体流动的研究，科研人员设计了不同几何形状的容器，观察流体在里面的流动情况，从而获得第一个经过太空验证的描述流体行为的数值模型。这项研究成果不仅有助于航天器大型燃料箱的设计，而且也可用于航天器其他流体系统的设计。

还有一项试验是研究胶体乳液顺磁聚集体的结构，微重力允许对磁性粒子聚集体的形成进行更长时间的观察，并研究其结构和动力学。磁控材料在很多行业有广泛用途，包括机器人，汽车上的悬挂和减震系统，土木工程中的桥梁和抗震保护系统等。微重力物理实验还包括其他的胶体系统，特别是在微重力条件下研究胶体粒子聚集的属性。这种实验属于微重力物理学中一个快速增长的研究领域，在航天工业和轻工业部门都有巨大的应用潜力，这种用高科技制成的新材料，可应用于生产塑料制品、家用吸尘器以及个人卫生用品。

3. 微重力生物科学

在国际空间站上已经完成了 27 项生物学实验。早期的实验主要是测试新的生物技术工具，细胞生物学和微重力对植物生长影响的研究占很大比例，此外还有动物实验生物学和微生物的研究。迄今为止共发表了 25 篇研究论文。

最令人兴奋的一项科研成果是发现了一些普通病原体的变化，在航天飞行环境中这种病原体的毒性大大增强。这是 2006 年航天员在国际空间站上进行的一项生物学实验，课题名称是"航天飞行对微生物基因表达和毒性的影响"，他们研究了三种致病微生物，航天飞行组与地面对照组相比，发现有 167 个基因表达不一样，这种变化使微生物的致病能力得到增强。这项研究使科学家更清楚太空病原体致病的机理，从而有利于研制出在太空中保护航天员健康的更好措施。

4. 人体研究计划

　　太空人体研究是美国宇航局在国际空间站上进行的科研实验的重点，主要是太空微重力和宇宙辐射对航天员健康的影响。太空人体研究是美国宇航局的一项长期研究计划，早在"天空实验室"中就开始进行，在航天飞机飞行中也做了大量研究工作，甚至在前苏联的"和平"号空间站上还与前苏联科学家联合进行了研究。实验表明，航天飞行使航天员的生理系统发生明显变化。在国际空间站上主要是研究长期失重对航天员健康的影响和寻找有效的对抗措施。目前已经完成了32项实验，涉及人体的骨骼肌肉系统、心血管系统、免疫反应、辐射危害、心理和行为变化等。有些实验在国际空间站上一直不间断地进行着。

　　人体研究计划的重点是长期航天中航天员的生理变化，以便最大限度减少健康风险。目前进行的实验旨在为这种复杂变化提供更多的细节。科学家利用站上的仪器设备对航天员的生理参数进行综合监测，如在研究航天员的营养和免疫时，在航天前、中、后收集了航天员的血、尿和唾液样本，这些样本同时还用于研究骨代谢、肌萎缩和免疫功能的变化。这种研究不同于一般的研究，科学家将观察整个航天过程中每一时间段的变化。还有一组实验是测量航天员的体液转移和心电图的变化，目的是研究其心功能和血管情况。航天员还要定期测量肺功能，并每天做记录，以定量分析他们对长期失重的反应。化验分析后剩下来的样本被保存起来，并长期存档，以备将来出现新的分析工具和方法时，或者提出新的问题时，再继续使用。

　　通过在国际空间站上的人体研究，科研人员已经发表了43篇论文，内容设计骨矿物质丢失、肌肉萎缩、肾结石、免疫系统的变化、骨骼质量的变化和恢复速率等，此外还涉及运动锻炼、营养和药物等对抗措施的作用。

5. 地球观测

　　"航天员地球观测"是国际空间站上地球科学研究的重要组成部分。国际空间站上的航天员观察到地面城市的发展、海岸线的变化、火山爆发、飓风和南极拉森冰架断裂。航天员的观察为国际极地年和国家冰雪数据中心提供了重要数据。航天员在国际空间站上拍摄的高分辨率图像，让地学家首次了解到南极冰架断裂后冰山的去向。一个编号为A39B的冰山，被航天员一直跟踪到南乔治亚岛附近，观察到冰山的融水淹灌了岛的表面，当继续跟踪时又发现该冰山漂移到南大西洋，最后在那儿解体。至今，航天员已经拍摄了325000张地球照片，发表了20多篇学术论文。

　　支持全世界的科学、技术、工程和数学教育是国际空间站科学研究活动的重要组成部分。到2006年，已有3000万学生和近15000名教师参加了这项活动。国际空间站上的实验有些是专门为学生设计的，称为学生实验。2006年，一名女教师登上国际空间站，将国际空间站作为课堂，向全美学生现场讲课。

四、美国宇航局的人体研究计划

美国宇航局的人体研究计划是为美国未来的月球计划和火星任务服务的，是为降低航天员在月球上和飞往火星过程中所面临的健康风险。人体研究计划的目标就是要确保航天员的健康、安全和月球与火星任务的成功。人体研究计划有 6 大项研究内容：国际空间站的医学计划、宇宙辐射、保证航天员健康的对抗措施、月球和火星任务中的保健、行为健康和工作能力、航天飞行中人的因素和适居性。

1. 国际空间站的医学计划

国际空间站上的实验设备有 7 大类，其中最重要的是人体研究设备。人体研究设备有 24 项，其中主要是人体研究设备 –1、人体研究设备 –2、肌萎缩和运动系统研究设备、太空知觉运动障碍实验仪、欧洲生理学实验舱和便携式临床血液分析仪。

人体研究设备 –1：

人体研究设备 –1 于 2001 年 3 月 8 日随同国际空间站的第二批航天员由"发现"号航天飞机发射升空，安装在美国实验舱内。人体研究设备 –1 主要是一个机柜，里面可供安装各种实验仪器和设备，机柜可提供电力、数据处理、冷却空气和水、高压气

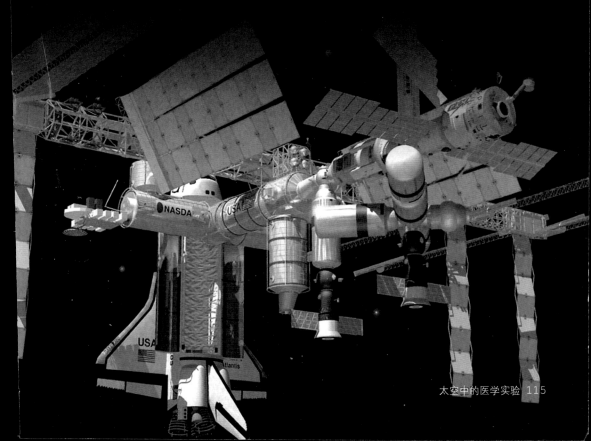

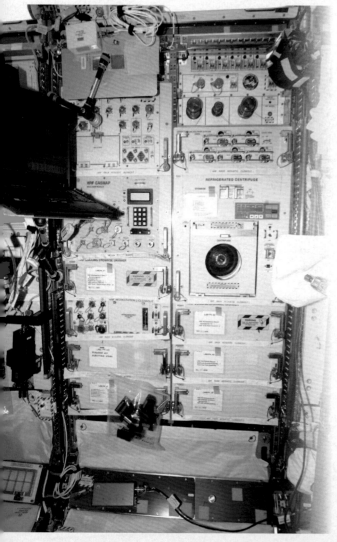

国际空间站的人体研究设备 –2

体和真空。机柜内的电脑工作站和笔记本电脑可供航天员测试机柜内的仪器，收集和存储实验数据，将数据传给地面科学家或从地面科学家那里接收数据。机柜内装有两台生理实验仪："代谢生理气体分析系统"和"超声人体生命科学实验仪"。这两台仪器属于通用的生理实验仪，可以进行各种各样的人体生理实验。

"代谢生理气体分析系统"用于定期检查航天员的有氧运动能力，还可用于分析人体的新陈代谢、心输出量、肺内气体扩散能力、肺容积、肺功能和肺泡氮冲洗率。这台仪器由两部分组成：分析仪和校准舱。分析仪包含有传感器和电子元件，可以测量和分析空间站航天员吸入和呼出的气流。校准舱可向分析仪提供高压校准气体。校准气体装在三个汽瓶中。国际空间站上的航天员每 30 天要将仪器组装和启动一次，进行简单测试，以保持仪器内的高真空和无污染。另外，每 90 天要用这台仪器对每名航天员进行一次全面的肺功能检查。

"超声人体生命科学实验仪"可提供人体心脏和其他器官的三维高分辨率的成像，如心脏超声（即超声心动图）、腹腔深部器官的超音、血管超声、妇科超声、肌肉和肌腱超声、经颅超声、超声造影研究和小组织超声等。

人体研究设备 –1 内还有其他设备，如样品采集盒、连续血压测量仪和下体负压装置。人体研究设备 –1 从 2001 年随国际空间站的第二批航天员上天以来，几乎每批航天员都使用这台设备进行医学和生理学实验，是空间站上利用率最高的一台设备。

人体研究设备 –2：

人体研究设备 –2 于 2005 年 7 月 26 日由"发现"号航天飞机运送到国际空间站上。

人体研究设备 –2 也是一个机柜，除了能提供电源、数据处理、冷却空气和水、加压气体和真空以外，还能提供其他许多功能。该设备可与空间站上的视频设备和以太网连接，从而让空间站上和地面的操作人员直接操纵和控制实验。

人体研究设备 –2 内装有以下仪器和设备：

①冷冻离心机，通过高速旋转用来分离不同密度的生物样本，该机可容纳 0.5~50 毫升的生物样本，旋转速度可达每分钟 500~5000 转，最长时间可达 60 分钟，并能提供冷藏温度，最低为 4℃。

②电脑工作站 –2，是一台最先进的电脑系统，能够进行数据收集和存档、显示、视频处理、图形支持、用户界面和人体研究设备接口，该设备可为各种研究和实验提供软件的安装和试用平台。

③两个冷藏抽屉，可冷藏不同类型的物品，通过特殊的散热装置，抽屉内可维持分布均匀的温度。

④肺功能系统检查仪，这是人体研究设备 –2 内最主要的一台仪器，是由美国宇航局与欧洲宇航局联合研制的。两个单位原先各研制出一台肺生理检查仪，后来合并成一台。美国宇航局研制的是基于质谱仪的分析系统，这是一种三合一的系统，它结合了代谢生理气体分析系统、肺功能舱和气体输送系统；而欧洲宇航局研制的是基于光声的分析系统，该系统也是三合一，它结合了光声分析仪、肺功能舱和气体输送系统。这台复杂仪器能测量心血管和呼吸系统功能，包括肺活量，心输出量和其他生理参数。代谢生理气体分析系统原先是在人体研究设备 –1 上，后来移至人体研究设备 –2 上，作为肺功能系统检查仪的一部分。

人体研究设备 –2 从国际空间站第 11 批航天员开始使用，一直持续至今，也是各批航天员使用最多的一台仪器。

肌萎缩和运动系统研究设备：

用于研究微重力对人体肌肉骨骼系统的影响，评定对抗措施防止肌萎缩的功效。该设备由折叠椅、人体约束系统、人体定位架、直流电动机、实验编程软件、线性适配器以及振动隔离架组成。该设备能测量人体关节的 7 种不同运动，9 种不同的运

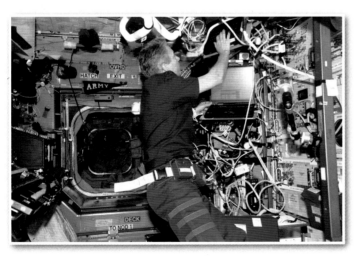

航天员在人体研究设备 –2 上做实验

动角度，还有胳膊和腿的两种直线运动。它比地面上使用的医用功量计和国际空间站上以前使用的同类仪器要先进得多。

太空知觉运动障碍实验仪：

该实验仪主要用于研究航天员在太空体验到的手—眼协调障碍。这项研究主要用于验证对这种现象的三种不同解释：大脑不适应太空失重环境；由于人体在失重时处于飘浮状态，因此很难完成精细动作；多种因素所致，如太空运动病和睡眠剥夺等。这项实验是由美国宇航局与加拿大宇航局联合完成。

欧洲生理学实验舱：

该设备是欧洲宇航局在国际空间站上的一台生理学实验仪，主要用于研究短期和长期航天对航天员的生理影响，研究范围包括神经科学、心血管系统、呼吸系统、新陈代谢、激素和体液转移、骨骼和肌肉生理学。实验舱内又包括 3 个仪器舱：心血管仪器舱、多电极脑造影测量舱和样本收集舱，前两个舱是活动的，根据实验需要临时安装进实验舱内。

便携式临床血液分析仪：

该仪器是一种手持式的自动血液分析仪，只需 65 微升的血液样本即可在 120 秒钟内完成化验，能测量血液中的酸碱度（pH 值）、二氧化碳分压、重碳酸氢盐、钠、钾、氯化物和血糖水平。该仪器由四部分组成：机械系统、电子系统、软件以及液晶显示器。

2. 宇宙辐射研究

航天飞行中的宇宙辐射不像其他环境因素，其他因素至多引起航天员生理系统的功能变化，宇宙辐射则可导致航天员发病率和死亡率的增加。

在地球大气层之外，宇宙辐射主要由高能量的 γ 射线、质子、电子、中子和高能带电粒子组成。这种宇宙辐射不能在地面模拟。而在低轨道上运行的国际空间站正好暴露在这种宇宙辐射的作用之下。不过在国际空间站上遇到的宇宙辐射中高能带电粒子的比例低于月球和火星表面。对于未来的月球营地任务，辐射暴露的风险相对较低。航天员一般不会发生急性放射病，但将来可能会有后遗症。对于要在月面上停留 6 个月的月球前哨基地和需要 3 年才能完成的火星探测任务，航天员暴露于宇宙辐射的风险就大得多，特别是易患癌症和血液病。

人体研究计划在宇宙辐射方面的任务就是要保证航天员在辐射环境中的安全，不能超过可容许的暴露限值。对于低轨道上的航天飞行，有关航天员的暴露限值和载人航天器的设计要求都已经制定了标准。但是对于月球和火星任务，目前不仅没有标准，也没有这方面的知识。人体研究计划就是要提供这方面的数据：宇宙辐射对航天员健康的影响、太空辐射环境和有效的对抗措施。

具体地说，人体研究计划中辐射研究方面的目标是：

（1）确定长期航天中航天员可允许的辐射暴露限值；

（2）评估辐射暴露后航天员患癌症、中枢神经系统组织退化和急性放射综合症的风险，并提供放射生物学数据，预测模型和计算工具；

（3）评估载人航天器防辐射设计的计算工具和模型；

（4）评估监测辐射暴露的最新技术，对能实际使用的技术提出建议；

（5）减少辐射防护设计中的不确定性，降低月球和火星任务中航天员辐射暴露的风险。

人体研究计划中的辐射研究是宇航局内几个现场中心都参与的研究活动，其中包括约翰逊航天中心、兰利研究中心和艾姆斯研究中心，但以约翰逊航天中心为主。这项研究成果将对宇航局未来的月球和火星任务作出贡献。

3. 保证航天员健康的对抗措施

所谓对抗措施是指当航天员进行航天飞行时和返回地球后保障他们健康和工作能力的方法、策略、药物和运动等。科研人员在 KC-135 失重飞机上进行过用跑步机锻炼时的生物力学测试，现在又研制出垂直跑步机。人体研究计划的目标是研究出一套完整而有效的对抗措施，确保航天员在航天飞行的不同阶段都能完成指派的任务。

保证航天员健康的对抗措施有 7 项研究内容：核心实验室；运动锻炼对抗措施；出舱活动的生理、系统和工作能力；飞行模拟；部分重力；人体实验设备；非运动锻炼的对抗措施以及数字航天员。

对抗措施的目标是维持航天员在飞行前、中、后的生理和心理能力。飞行前的对抗措施主要是体能锻炼和生理适应性训练；飞行中的对抗措施包括生理适应、加强营养、体能锻炼和维持工作能力；飞行后的对抗措施要保证航天员尽快恢复到飞行前的水平。

4. 月球和火星任务中的保健

在月球或火星飞行任务，航天员需要具有对疾病的诊断、治疗、并保持他们健康的保健措施。该项研究是要为月球和火星航天员提供高水平的医疗技术，医疗信息和临床治疗能力。为了发展这种保健能力，科研人员研制出生病和负伤航天员所需的预防、监测、诊断和治疗技术；为了降低航天员患病的风险，科学家和太空医生又联合研发出一种模型，能定量估算出航天员在飞行中患病的概率；为了在微重力条件下对伤病航天员进行救治，他们还制定出标准的医疗程序。

5. 行为健康和工作能力

该项研究的目的是为了减少航天员在航天飞行过程中行为健康和工作能力下降的风险。在航天飞行过程中，由于航天员经常患有失眠、昼夜节律改变和工作负荷增加，这些应激可能导致航天员行为健康和工作能力下降。科研人员在地面通过模拟环境对航天员的这种情况进行研究。被模拟的环境条件包括远离家乡、环境恶劣、与家人和亲友的联系中断、昼夜节律改变、居住拥挤和增加压力。这些环境条件都是航天员在飞行过程中经常会遇到的。通过这种模拟研究，科研人员发现许多有效的对抗措施，

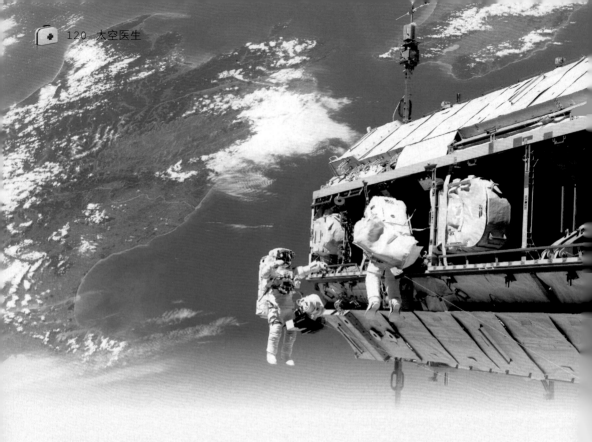

如加强教育训练、使用自我评估工具、用模型预测航天员的应激反应、预防过度疲劳和适当使用药物治疗。通过使用这些对抗措施，提高了航天员对航天环境的适应能力，同时还能提高士气、自觉性、工作能力、凝聚力和航天员之间的思想交流。

6. 航天飞行中人的因素和适居性

航天飞行中人的因素和适居性的研究可以帮助设计人员进行载人航天器和居住舱的设计，使得设计出来的航天器和居住舱更适合航天员的身体和认知能力。例如通过人的因素专家的研究，使得舱外航天服能适合不同身材的航天员穿用，同时还提高了服装的灵活性。通过对载人飞船和空间站内环境卫生的监测，人的因素专家提出舱内环境中化学污染物、细菌、真菌和灰尘的数量标准。人的因素专家还准备研究月球尘埃的物理特性和对航天员健康的影响。这项研究涉及未来月球前哨基地的建设任务，月球航天员将在前哨基地内工作和生活半年以上。

国际空间站于 1998 年开始组装，计划 2011 年组装完成，不过原计划只使用到 2015 年。现在准备延长到 2020 年，也就是说还有整整十年的使用时间。国际空间站作为美国的国家实验室，生物医学始终是其实验研究的重点，可以相信在完成美国宇航局的人体研究计划方面，国际空间站将发挥举足轻重的作用。

思考题

1. 人类未来的火星探测会遇到多少风险？这些风险可分为几类？
2. 太空微重力环境对人体的骨骼肌肉系统会产生什么影响？
3. 什么是"对抗措施"？按性质划分可将对抗措施分为几类？国外航天员在太空飞行中最常用的运动性对抗措施是什么？
4. 国外航天员在长期航天中的心理和行为异常有何表现？请举出 1~2 个例子说明。
5. 太空医生如何对抗航天员在太空飞行中的心理异常？
6. 如果女航天员怀孕，主管部门还允不允许她进行航天飞行？
7. 航天飞行中造成航天员伤亡事故的主要原因是什么？
8. 如果火星航天员在飞行途中或在火星上意外死亡，他的尸体将如何处理？
9. 如果挑选未来飞往火星的航天员，什么是他们的最佳年龄段？
10. 国际空间站上有没有太空医生？航天员的保健工作分几个阶段进行？
11. 在未来的火星机组成员中有没有太空医生？有几名太空医生和医生助手？
12. 未来对月球和火星航天员的医疗救护中能不能使用远程医疗技术？
13. 第一只被送上天的动物是什么动物？叫什么名字？它在太空存活了多长时间？
14. 美国的"天空实验室"和欧洲宇航局的"空间实验室"有何区别？
15. 美国宇航局人体研究计划的主要目的是什么？